ÉTUDE CLINIQUE ET TRAITEMENT CHIRURGICAL

DE LA

TUBERCULOSE GÉNITALE

CHEZ LA FEMME

PAR

Paul DAURIOS

Docteur en médecine de la Faculté de Paris
Ancien externe des Hôpitaux

« On ne voit pas pourquoi l'ablation d'un
utérus tuberculeux aurait plus d'inconvé-
nients qu'une opération pratiquée sur toute
autre tuberculose locale. »
V. CORNIL.

PARIS

G. STEINHEIL, ÉDITEUR

2, RUE CASIMIR-DELAVIGNE, 2

1889

ÉTUDE CLINIQUE ET TRAITEMENT CHIRURGICAL

DE LA

TUBERCULOSE GÉNITALE

CHEZ LA FEMME

IMPRIMERIE LEMALE ET Cⁱᵉ, HAVRE

ÉTUDE CLINIQUE ET TRAITEMENT CHIRURGICAL

DE LA

TUBERCULOSE GÉNITALE

CHEZ LA FEMME

PAR

Paul DAURIOS

Docteur en médecine de la Faculté de Paris
Ancien externe des Hôpitaux

« On ne voit pas pourquoi l'ablation d'un
utérus tuberculeux serait plus d'inconvé-
nients qu'une opération pratiquée sur toute
autre tuberculose locale. »

V. CORNIL

PARIS

G. STEINHEIL, ÉDITEUR

2, RUE CASIMIR-DELAVIGNE, 2

—

1889

ÉTUDE CLINIQUE ET TRAITEMENT CHIRURGICAL

DE LA

TUBERCULOSE GÉNITALE

CHEZ LA FEMME

INTRODUCTION

Pendant notre année d'externat à l'Hôtel-Dieu, dans le service de notre excellent maître M. le Dr Reclus, suppléant alors à la chaire de clinique chirurgicale, M. le Prof. Richet, nous avons eu l'occasion d'observer un cas très intéressant, dont le diagnostic excessivement difficile exerça pendant plusieurs jours la sagacité de tous les cliniciens qui suivaient alors le service. « Il s'agissait d'une « femme, âgée d'une trentaine d'années, qui était entrée « dans le service pour une fistule à l'anus. Cette fistule « fut opérée au thermo-cautère, selon le procédé opéra- « toire habituel de M. Reclus, et profondément cauté-

« risée dans tous les sens. La guérison quoique un peu
« lente suivit son cours normal, et la cicatrisation était à
« peu près complète, lorsque la malade attira l'attention
« de notre maître sur un écoulement leucorrhéique qu'elle
« avait depuis quelque temps avant d'entrer à l'hôpital,
« et dont elle aurait bien voulu se débarrasser. Étant
« donnés l'aspect général assez pâle de la malade, la cica-
« trisation un peu lente de la fistule, et surtout son
« mode pathogénique (elle avait succédé à un abcès péri-
« anal survenu d'une façon subaiguë sans cause appré-
« ciable), M. Reclus avait pensé à la possibilité de la
« nature tuberculeuse de la fistule. Aussi examina-t-il
« avec le plus grand soin les organes génitaux pour voir si
« la leucorrhée accusée par la malade ne serait pas symp-
« tomatique d'une lésion tuberculeuse génitale. L'exa-
« men au spéculum fit voir que la muqueuse de la por-
« tion vaginale du col était envahie par une véritable
« éruption qui ne ressemblait à aucune des lésions qu'il
« est commun d'observer en ce point. Le col un peu gros,
« mou et turgescent était parsemé de petites granula-
« tions plates, la plupart transparentes, mais quelques-
« unes opaques. On porta le diagnostic probable de
« « tuberculose primitive du col », toutes réserves étant
« faites jusqu'à examen microscopique. Par suite d'une
« série de circonstances fâcheuses, cet examen ne put
« être fait les premiers jours, et la guérison rapide ne
« permit plus d'élucider le diagnostic. Deux jours après,
« en effet, M. Reclus toucha légèrement chaque granu-
« lation avec la petite pointe du thermo-cautère et fit sur
« tout le col un large badigeonnage à la teinture d'iode.

« Au 6e jour, la guérison était complète, après deux ou
« trois badigeonnages de teinture d'iode. »

La rareté de la tuberculose primitive du col, et la difficulté de son diagnostic sur lequel insistait M. Reclus,
attira vivement notre attention. Nous fîmes alors quelques recherches dans les auteurs classiques et dans les
monographies qui avaient traité la question de la tuberculose génitale chez la femme, et nous fûmes frappé
du peu de détails cliniques que donnent ces auteurs.
L'anatomie pathologique semble avoir été le point de
vue capital, sinon unique, auquel ils se sont pour la
plupart placés, et la grande majorité des observations
publiées sont des trouvailles d'autopsie. Il nous a
semblé cependant qu'en réunissant les cas épars çà et là
où le diagnostic a pu être fait du vivant de la malade d'une
façon assez précise, on pourrait arriver à faire un tableau
clinique assez net de la tuberculose génitale de la
femme, et rendre ainsi quelques services au praticien en
lui indiquant les points principaux qui pourront guider
son diagnostic.

L'importance croissante que prend de jour en jour
l'étude de la tuberculose, et en même temps les progrès
de la technique chirurgicale et de l'antisepsie qui rendent
aujourd'hui les trompes et l'utérus justiciables du couteau du chirurgien, nous ont décidé à entreprendre cette
étude clinique de la « tuberculose génitale de la femme ».
Chercher à diagnostiquer de bonne heure cette tuberculose génitale, découvrir le foyer bacillaire pendant qu'il
est primitif si c'est possible, permettre ainsi au chirurgien de l'enlever avant qu'il n'ait rompu ses digues pour

répandre son virus dans l'économie, et voir par quels moyens le chirurgien pourra atteindre ce but, voilà donc le chemin que nous nous sommes proposé de parcourir.

L'étiologie, la *pathogénie* et l'*anatomie pathologique* constitueraient chacune un chapitre intéressant de la tuberculose génitale, mais outre qu'elles donneraient beaucoup trop d'étendue à notre sujet, elles sortiraient du domaine essentiellement clinique que nous nous imposons. Nous ne ferons donc qu'en signaler les points qui pourront éclairer le côté clinique ou guider le choix du chirurgien dans sa détermination. Nous apporterons par contre tous nos soins à l'étude détaillée des *symptômes*, en insistant sur ceux qui nous paraîtront avoir le plus d'importance, et disons tout de suite que la recherche du bacille de Koch dans les lésions que nous observerons sera toujours le point capital de nos investigations. C'est lui qui sera le signe de certitude de nos diagnostics précoces, et qui commandera les déterminations de la thérapeutique.

Ainsi réduite à sa partie clinique, l'étude de la tuberculose génitale de la femme est encore bien vaste. Aussi essaierons-nous de la limiter en laissant de côté la tuberculose des organes génitaux externes qui se rapproche plutôt des tuberculoses de la peau et du tissu cellulaire. Nous ne parlerons pas non plus de la tuberculose du péritoine pelvien, bien que la plupart des auteurs à la suite de Bernutz aient considéré cette portion de la séreuse comme faisant partie des organes génitaux. L'orchite féminine tuberculeuse a des allures cliniques bien différentes des lésions des autres portions de l'appareil génital, et se

rapproche plutôt de la tuberculose péritonéale généralisée. Or le côté clinique et surtout le côté thérapeutique
de cette variété de tuberculose nous entraînerait beaucoup
trop loin et nous forcerait à entrer dans la question du
traitement chirurgical de la péritonite tuberculeuse. C'est
là un sujet trop intéressant qui ne saurait être écourté et
qui a tout intérêt à recevoir de grands développements
que nous ne pourrions lui donner ici. C'est pourquoi nous
ne ferons pas une étude complète de la pelvi-péritonite
tuberculeuse dans un chapitre à part et nous n'emprun-
terons à sa description que ce qui nous sera utile à l'étude
des lésions des annexes.

Notre sujet se trouve ainsi nettement limité à l'étude
clinique de la tuberculose de la muqueuse génitale de la
femme, et le plan que nous allons suivre s'impose de lui-
même. Après un court chapitre d'*historique*, il comprendra trois chapitres consacrés au *vagin*, à l'*utérus* et aux
annexes. Dans chacun d'eux on trouvera la symptomato-
logie, le diagnostic et la thérapeutique des manifestations
tuberculeuses afférentes à l'organe qui fera l'objet du
chapitre. Enfin, dans un dernier chapitre seront résumées
les *conclusions* ressortant de l'ensemble de notre travail.

On trouvera dans l'article *Bibliographie* les indications
des sources auxquelles nous avons puisé le grand nombre
d'observations que nous avons dû compulser pour arriver
à une description clinique à peu près complète.

Mais nous ne pouvons entrer dans notre sujet sans nous
rappeler que, s'il nous est permis aujourd'hui d'aborder
l'étude d'une question de pathologie générale ou de discuter quelques points de clinique, c'est aux savantes

leçons de nos maîtres que nous le devons. Aussi sommes-nous heureux de pouvoir offrir ici le témoignage de notre profonde reconnaissance à nos maîtres dans les hôpitaux MM. Landouzy et Reclus, agrégés de la Faculté de médecine. Pendant nos années d'externat dans leurs services ils nous ont toujours prodigué leurs conseils et les marques d'une extrême bienveillance, dont nous ne saurions trop vivement les remercier.

Nous n'oublierons jamais avec quelle bonté et quelle bienveillante attention nos maîtres de Bordeaux, MM. les Prof. Lanelongue et Pitres, ont dirigé nos premiers pas dans les études médicales. Qu'ils veuillent bien recevoir ici les sincères remerciements d'un élève reconnaissant !

M. le Prof. Fournier a bien voulu accepter la présidence de notre thèse, nous le remercions sincèrement de l'honneur qu'il nous fait et du bienveillant accueil que nous avons reçu de lui.

M. le Prof. Hégar (de l'université de Fribourg) a bien voulu nous communiquer des nouvelles récentes sur l'état de ses opérées de tuberculose génitale, nous ne saurions trop lui témoigner de reconnaissance pour le bienveillant empressement qu'il a mis à nous rendre ce service.

Que M. le Dr Castex, ancien chef de clinique chirurgicale à l'Hôtel-Dieu, veuille bien être assuré de notre inaltérable reconnaissance pour les précieux conseils qu'il nous a toujours donnés, et en particulier pour la gracieuse amabilité avec laquelle il nous a dirigé dans l'exposition de ce travail.

MM. Laroyenne, Chandelux et M. Gangolphe, de

Lyon, ont répondu aux demandes de renseignements que nous leur avons adressées avec un aimable empressement dont nous les remercions sincèrement.

Merci enfin de tout cœur à nos bons amis Arrou et Louis, internes des hôpitaux, qui ont bien voulu nous aider dans la traduction des observations allemandes et anglaises que nous avons dû réunir.

M. Routier nous a communiqué deux observations très détaillées, et ses conseils relatifs au traitement des salpingites nous ont été d'un précieux concours. Nous ne saurions trop lui témoigner notre reconnaissance.

CHAPITRE PREMIER

Des cas de tubercules de l'utérus et de ses annexes furent signalés par Louis (1825), puis par Tonnelé, Senn, Duparcque, etc.; mais c'est le mémoire de Raynaud (1831) qui attira le plus particulièrement l'attention sur ce sujet en en présentant un coup d'œil d'ensemble.

A l'étranger, Tilt, Seymour (1830) rapportent également ment des cas de ce genre; Kiwisch (1849) réunit quatorze observations; Wilh. Geil (1851) dans sa thèse inaugurale relate 45 cas nouveaux.

Les notions cliniques qui ressortent de ces différents travaux sont bien restreintes, lorsque survient Aran (1858) qui étudie la pathogénie de cette affection et ses modalités cliniques. Il étudie la tuberculose génitale et compare son évolution à celle de la tuberculose pulmonaire sur une même malade; il observe le balancement des symptômes dans ces deux localisations et crée ce type d'*alternatives* de poussées pelviennes et pulmonaires sur lequel insisteront plus tard Bernutz et Goupil (1860). A cette époque Siredey, élève de Bernutz, ramène l'attention sur les annexes de l'utérus.

Enfin en 1865, paraît la remarquable thèse de M. Brouardel, qui réunit. tous les documents de ses prédécesseurs, en fait un travail d'ensemble et les présente en un tableau général resté longtemps classique.

Trois ans plus tard (1868, 4 août), Giraud soutient une courte thèse sur le même sujet ; les auteurs classiques signalent cette variété de localisation tuberculeuse : Courty (1872), Gallard (1873), Churchill (1874), Olshausen (1877), mais en déplorant l'impossibilité de la diagnostiquer dans la plupart des cas.

En 1879, M. Cornil diagnostique et peut étudier en détail une ulcération tuberculeuse du vagin ; et quatre ans plus tard M. Babès découvre le bacille de Koch dans les sécrétions vaginales d'un cas semblable (1883).

Dès lors l'etude de la tuberculose génitale entre dans une voie nouvelle ; on entrevoit la possibilité d'un diagnostic certain qui pourra permettre une thérapeutique appropriée. Cette même année (1883), MM. Krause et Schuchardt découvrent aussi la présence du bacille tuberculeux dans deux cas de tuberculose des organes génitaux.

Wesener, Koch, Coze et Simon (1884) rapportent bientôt après des cas où ils ont pu démontrer l'existence du bacille dans des cas semblables.

Pendant que, encouragés par la découverte de Babès, ces différents auteurs poursuivaient leurs recherches de bacille, l'anatomie pathologique de son côté donnait des localisations précises aux lésions mal décrites jusqu'alors. Lebert (1872), Vermeil (1880), Jules Schramm (1882) commencèrent une série d'études histologiques d'utérus et d'annexes tuberculeux et les différents auteurs qui publièrent à partir de ce moment des observations avec autopsie firent pour la plupart des examens anatomo-pathologiques détaillés des lésions qu'ils observèrent. Les cas présentés à la Société anatomique sont pour la plupart très intéressants à ce point de vue ; il nous suffira de rappeler les observations de MM. Monod, Revilliod, Talamon, Letulle, Homolle, Sécheyron, Mayor, etc., dans lesquelles l'examen histologique des pièces tuberculeuses fut fait avec le plus grand soin par les observateurs les plus compétents.

Enfin, dans ces dernières années, M. le Prof. Cornil, ayant eu l'occasion d'avoir à l'état frais des pièces tuberculeuses d'utérus ou d'annexes enlevés par différents chirurgiens des hôpitaux, a repris cette question et a fait un exposé magistral des lésions que l'on rencontre dans la tuberculose génitale de la femme.

Nous n'insistons pas sur ces diverses phases qu'a traversées l'étude anatomo-pathologique de la question qui nous occupe, et nous arrivons à la partie clinique.

C'est en 1885, que commencent réellement les publications importantes s'occupant de la tuberculose primitive de l'appareil génital de la femme au point de vue clinique et thérapeutique.

Spœth (Dis. inaug., Strasbourg, 1885) rapporte 2 cas d'opérations pratiquées pour des tuberculoses pelviennes par le Prof. Freund, et fait à cette occasion une statistique de 119 cas de tuberculose génitale. Le diagnostic, l'étiologie et le traitement sont chacun l'objet d'un chapitre de sa thèse.

Wiedow (Centr. f. Gynæk., 1885, n° 5) publie cette

même année 4 observations de salpingotomies pratiquées par le Prof. Hégar, pour des lésions tuberculeuses des annexes, et il s'étend sur quelques considérations au sujet du diagnostic et du manuel opératoire.

En France, en 1885 également, M. Deschamps publie dans les *Archives de tocologie*, un très intéressant mémoire sur les ulcérations rares du vagin et de la vulve, et il consacre un chapitre très intéressant à l'étude de la tuberculose vaginale.

L'année suivante (1886) le Prof. Hégar publie lui-même une monographie complète sur la question et dans laquelle il passe en revue les origines possibles de la tuberculose génitale, son diagnostic et enfin le traitement sur lequel il s'étend longuement. Une statistique de 7 cas nouveaux opérés par lui termine ce travail.

En 1886 également, Martin et Meinert publient leurs statistiques de salpingotomies et y relèvent chacun deux cas de salpingite tuberculeuse.

Quelques autres observations ont été publiées isolément en Allemagne : nous citerons celle de Münster et Ortmann (1886) et celle de Kötschau (1887).

Dans les littératures médicales anglaise et américaine nous n'avons pu découvrir que 3 observations isolées. Ce sont les cas de C.-M. Wilson (janvier 1887), Weststone (oct. 1887) et J. Homans (février 1888).

Dans les statistiques de Lawson Tait, il n'est nullement fait mention de cas de tuberculose. Nous avons écrit au célèbre chirurgien de Birmingham pour lui demander de vouloir bien nous donner son opinion sur ce sujet, et nous avons eu la bonne fortune d'apprendre de lui que les résultats de sa pratique sont consignés dans un ouvrage en préparation pour paraître prochainement, et qu'un chapitre y est consacré à la tuberculose des annexes.

En France, plusieurs interventions ont été tentées dans des cas de salpingite tuberculeuse notamment par MM. Jeannel, de Toulouse (1887), Chandelux (1888), Routier et Horteloup (1888), Péan (1888) et Routier 1888). Mais dans la plupart de ces cas la nature tuberculeuse de la lésion n'avait pas été diagnostiquée.

Enfin la thèse de M. Derville (1887) constitue un travail excessivement intéressant au point de vue du diagnostic.

CHAPITRE II

TUBERCULOSE DU VAGIN ET DU COL DE L'UTÉRUS

Les lésions tuberculeuses du vagin et de la portion vaginale du col de l'utérus ont trop de caractères communs pour qu'il soit possible de séparer leur étude et de ne pas les réunir dans un même chapitre. Dans les deux cas en effet nous devons signaler une même rareté de lésions, un même aspect sous forme de granulations ou d'ulcérations, et enfin même modification heureuse sous l'influence d'un traitement approprié. Du reste une raison anatomique plaide encore en faveur de ce rapprochement, c'est que, comme dit M. Verchère, « le vagin et le col « de l'utérus présentent une même muqueuse épaisse, « résistante, revêtue d'un épithélium pavimenteux qui « arrête toute invasion du microbe, tandis qu'à la limite « du col la muqueuse change complètement ». Du côté de l'utérus la muqueuse est délicate, recouverte d'une seule rangée de cellules épithéliales et présentant de nombreux orifices glandulaires. Dans la muqueuse vaginale au contraire les glandes manquent et elles sont rares sur le col (Sappey, de Sinéty).

MM. Verchère, Verneuil et Hégar ont insisté sur ces différences anatomiques pour expliquer la rareté des lésions tuberculeuses du vagin.

La tuberculose du vagin est rare, mais pas autant que semblent le vouloir certains auteurs, puisque sur 166 observations de tuberculose génitale que nous avons pu réunir, nous avons trouvé dans 24 cas des lésions vagi- nales. Telle n'est pas l'opinion du Prof. Cornil qui écrivait récemment encore : « Je ne connais que 2 obser- « vations de tuberculose de la portion vaginale du col « de l'utérus et du vagin, indépendamment des fistules « tuberculeuses recto ou vésico-vaginales que je laisse « de côté ».

La tuberculose du col est plus rare, nous ne l'avons rencontrée que dans 8 cas ; mais ici encore nous sommes loin du doute émis par M. Naudin (1) : « Les ulcérations « du col de nature tuberculeuse sont tellement rares que « le diagnostic en doit être très réservé ».

Qu'elle siège sur le col ou sur la paroi vaginale, la tuberculose est le plus souvent secondaire, mais elle peut être primitive dans un certain nombre de cas. Les obser- vations de Bouffe (obs. IV de Derville), de Péan, et du Prof. Laboulbène (2) sont des exemples indéniables de lésions primitives du col.

Nous n'avons pas à discuter ici la pathogénie des lésions tuberculeuses du vagin et nous ne ferons que signaler la théorie de l'auto-inoculation par l'utérus (Reynaud), celle de la péritonite tuberculeuse de la cavité de Douglas avec transsudation de la sérosité péritonéale à travers le tissu cellulaire (Weigert), celle de la propaga-

(1) Th. 1885. *Des ulcérations du col.*
(2) *Traité d'anatomie pathologique,*

tion d'une tuberculose intestinale aux voies sexuelles (Mosler, Jones) et enfin celle de la contagion directe. Cette dernière théorie est admise par MM. Mosler, Wiedow, Spœth, Hégar, etc., en Allemagne, et par MM. Verneuil, Verchère, Landouzy et Martin, Fernet, etc., en France, où elle a trouvé récemment un ardent défenseur et des observations concluantes dans la thèse de M. Derville.

La tuberculose du vagin et du col peut se présenter sous 3 formes cliniques : une forme *miliaire aiguë*, une forme *ulcéreuse* et une forme que nous appellerons *fistuleuse*.

1° La tuberculose *miliaire aiguë* est le plus souvent une trouvaille d'autopsie chez des malades qui ont succombé à une granulie aiguë (Rigal (1), Ch. Labbé)(2), à une tuberculose urinaire (Virchow) (3) ou à une septicémie puerpérale (Spœth). Tantôt l'éruption occupe seulement le col et le quart supérieur du vagin sans guère dépasser les culs-de-sac (Ch. Labbé), tantôt elle envahit la portion vaginale du col et le vagin tout entier (Rigal). Un fait intéressant à noter et sur lequel M. Rigal attirait l'attention dans sa communication à la Société médicale des hôpitaux, c'est que dans son cas, avec une granulie absolument généralisée à tous les viscères et un canal vaginal lui-même couvert de granulations, on ne trouva ni dans les parois, ni dans la muqueuse utérine aucune trace de ces productions morbides. Ces cas de tuberculose miliaire aiguë ne sauraient du reste nous intéresser beau-

(1) Soc. *de Biologie*, 11 avril 1879.
(2) In. Th. de Vermeil, 1880, p. 133.
(3) Obs. XXVI de la thèse de M. Brouardel.

coup au point de vue clinique, l'état général domine alors la scène et rien n'attire l'attention du côté des voies génitales.

2° La tuberculose *ulcéreuse* du vagin et du col est une forme chronique, beaucoup plus fréquente, et aussi beaucoup plus intéressante que la précédente. Elle est primitive (Bouffe, Péan, Laboulbène) ou secondaire (Cornil, Vermeil, Mayor, etc.). Quand elle est la première manifestation bacillaire dans l'organisme, elle débute généralement d'une façon insidieuse, s'annonçant à peine par des picotements ou quelques démangeaisons vulvaires, plus rarement par de petites douleurs utérines ou vaginales. Des pertes blanches ou des troubles de menstruation sont le plus souvent les signes qui les premiers attirent l'attention de la malade sur cette région, et la conduisent à consulter un médecin. A ce moment-là la lésion est déjà ancienne et les signes du début ont passé inaperçus.

Si on pratique alors le toucher vaginal, on constate que le col est mou et ulcéré (Mayor), ou simplement gros et ramolli. L'utérus et les culs-de-sac peuvent être libres et non douloureux dans les cas de lésion locale ne s'étant pas propagée aux organes voisins ; mais si l'utérus est plus ou moins immobilisé, douloureux, et si les culs-de-sac sont sensibles à la pression et ont perdu leur souplesse, les annexes doivent être atteints par la lésion. Après avoir exploré le col et les culs-de-sac, le doigt ramené le long des parois vaginales peut sentir tantôt une ou plusieurs petites ulcérations bien limitées, ulcérations en « godet » (Parrot), avec des bords indurés et relevés, tantôt une ulcération unique avec les mêmes bords relevés et indurés, mais à forme serpigineuse, occupant le col et une partie du vagin (Cornil), ou bien partant d'un cul-de-sac et descendant jusqu'à la vulve (Mayor). En appuyant au niveau de ces ulcérations on détermine de la douleur.

A l'examen au spéculum, quelquefois assez difficile à cause de la douleur provoquée par l'instrument, on peut constater dans certains cas des ulcérations du col à forme ronde ou en croissant, occupant une des lèvres à une certaine distance de l'orifice (Vermeil) et pouvant se continuer dans le vagin (Cornil), où bien empiétant à la fois sur la muqueuse de la cavité cervicale et sur celle de la portion vaginale du col (Homolle). Fréquemment l'ulcération siège tout entière sur la paroi vaginale où elle affectionne plus particulièrement la face postérieure (Biggo, Jones), et ce n'est que dans des cas exceptionnels qu'on la voit sur la face antérieure et au voisinage du méat urinaire (Deschamps). Du reste, ces ulcérations peuvent aussi être multiples (Mayor, Chiari) et être dispersées sur toute l'étendue du canal vaginal.

Quel que soit leur siège, ces ulcérations ont toujours le même aspect : bords taillés à pic, ondulés, inégaux et rouges ; fond déprimé en godet, gris jaunâtre, plus ou moins recouvert d'un produit caséeux. Si l'ulcération a été détergée de ce produit, soit mécaniquement au moment de l'examen, soit par un traitement antérieur approprié, on peut voir un fond rouge vif avec quelques points jaunâtres (Vermeil), ou même un fond rose vif, franchement bourgeonnant et des bords présentant une apparence cicatricielle (Bouffe).

Autour de ces ulcérations on aperçoit dans la grande majorité des cas, des petits grains jaunes opaques ou transparents qui ont une importance capitale pour le diagnostic ; ce sont des granulations. Leur nombre peut être essentiellement variable : 3 dans le cas de Cornil, et tout un semis allant du col à l'anneau vulvaire dans celui d'Homolle. Leur aspect varie selon leur degré d'évolution : les unes sont hémisphériques très légèrement saillantes, larges de 1 à 3 millim., dures au toucher, et semi-transparentes, ce sont les plus récentes ; d'autres sont aplaties, de niveau avec la muqueuse, ne se distinguant d'elle que par leur couleur jaunâtre ; enfin, on en voit d'autres à un degré plus avancé, tout à fait opaques, jaunes, déprimées au centre et commençant à s'exulcérer. C'est ainsi que telles petites taches qu'on aura vues un jour d'une couleur jaune clair ou semi-transparente, apparaîtront au bout de peu de jours détergées, laissant à nu une surface ulcérée, et on verra ces petites ulcérations nouvelles aller se joindre à la principale en formant un nouveau feston. A aucune période de leur évolution, ces granulations ne laissent écouler de liquide, si on vient à les piquer ; c'est là un caractère sur lequel ont insisté plusieurs auteurs, le considérant comme d'une grande valeur diagnostique.

La recherche des bacilles dans les sécrétions adhérentes au niveau des ulcérations devra être faite avec le plus grand soin, et si le résultat est positif, le diagnostic sera assuré.

L'utérus peut se trouver atteint par l'infection bacillaire en même temps que le vagin, et alors à tous les symptômes précédents viendront s'ajouter ceux do la métrite tuberculeuse.

Des adénites pelviennes et inguinales peuvent accompagner la tuberculose du vagin; ces dernières se produiront surtout dans les cas do lésions étendues ayant envahi les organes génitaux externes (Chiari).

Enfin il ne faut pas oublier que dans deux cas (Vermeil, Cornil) on a pu observer des ulcérations tuberculeuses de la langue coïncidant avec les lésions vaginales.

Dans ce tableau clinique do la tuberculose ulcéreuse du col et du vagin, tracé d'après les très intéressantes observations de MM. Cornil, Mayor, Vermeil, Homolle, etc., nous retrouvons, on le voit, tous les caractères objectifs de l'ulcération linguale tuberculeuse si magistralement exposés par le Prof. Trélat (1) dans son mémoire à l'Académie de médecine. Aussi souscrivons-nous entièrement à ce qu'écrit M. Ch. Nélaton, lorsque, comparant l'évolution de la tuberculose sur toutes les muqueuses, il constate que « partout, soit « au niveau des fosses nasales, soit sur la langue, soit « au niveau de l'anus, soit sur la muqueuse vésicale ou « uréthrale, soit au niveau du col utérin, l'ulcération « tuberculeuse aura toujours la même marche et une « disposition de lésions histologiques absolument semblables ».

L'examen clinique des malades nous a fait saisir sur le fait le développement du follicule tuberculeux, qui se caséifie, s'ulcère et va se réunir à un follicule voisin

(1) Mém. Acad. méd., 1869.

également ulcéré pour former l'ulcération tuberculeuse que nous avons diagnostiquée à sa période d'état. Toutefois on comprendra facilement qu'un examen précoce de la malade puisse conduire sur un col non encore ulcéré et parsemé de granulations. C'est, croyons-nous, à un cas de ce genre que nous avons eu affaire dans le cas observé à l'Hôtel-Dieu dont nous parlons au commencement de ce travail. Le signe de certitude nous a manqué, aussi ne basons-nous aucune démonstration sur ce fait. Mais nous sommes persuadé que maintenant que nous possédons dans la recherche des bacilles un moyen sûr de diagnostic, les cas de tuberculose génitale primitive seront mieux dépistés, deviendront plus nombreux, et qu'on pourra observer les lésions à cette période de début.

Nous n'insisterons pas ici sur la recherche du bacille de Koch dans les sécrétions vaginales, nous y reviendrons à propos des sécrétions utérines. Pour faire comprendre l'importance de cette recherche, il nous suffira de rappeler le cas de M. Bouffe qui voyant pour la première fois une malade traitée pour « métrite ulcéreuse du col » conçoit quelque doute sur la nature de l'ulcération du col, mais ne peut se prononcer. « J'exa-
« mine le pus recueilli sur l'ulcération, dit-il, et je
« trouve une quantité relativement considérable de
« bacilles extrêmement nets et sur l'existence desquels
« il est impossible de douter. Cet examen me fait
« changer de traitement ». MM. Cornil, Babès, Derville, Krause et Schuchardt, etc., ont aussi trouvé le bacille de Koch dans les sécrétions vaginales à la

surface de certaines ulcérations et ont pu par ce fait seul affirmer la nature de la lésion que les signes objectifs ne permettaient pas de déterminer. C'est donc là un signe excessivement important qu'on devra poursuivre avec insistance dans tous les cas de diagnostic douteux.

3° Les *fistules tuberculeuses* qui constituent la forme que nous avons appelée fistuleuse de tuberculose vaginale, peuvent siéger sur la paroi antérieure ou sur la paroi postérieure de ce canal.

Quand les lésions porteront sur la paroi antérieure, on pourra avoir affaire soit à une fistule *vésico-vaginale*, soit à une fistule *uréthro-vaginale*.

C'est d'une fistule *vésico-vaginale* qu'il s'agissait dans l'observation de Catuffe; mais, comme le fait remarquer à juste titre M. Deschamps, la nature tuberculeuse de la lésion n'est pas très bien démontrée dans ce cas particulier. C'est l'histoire d'une jeune fille tuberculeuse qui traîne une fistule vésico-vaginale pendant 12 ans, et qui meurt phtisique ; mais l'autopsie après avoir fait constater des tubercules dans les poumons, dans les reins et dans les organes pelviens, ne nous donne aucun détail sur la lésion locale qui nous intéresse. Quelque incomplète que soit dans ce cas la démonstration de la tuberculose, la possibilité d'une pareille lésion s'explique très bien soit par un foyer de cellulite bacillaire ouvert à la fois dans le vagin et dans la vessie, soit par l'évolution d'une ulcération tuberculeuse du bas-fond vésical arrivant à perforer la cloison. On observera dans ce cas les symptômes ordinaires de la fistule vésico-vaginale,

auxquels pourront se joindre les signes d'une tuberculose vésicale plus ou moins manifeste. Mais la présence
du bacille pourra seule faire faire le diagnostic.

Un exemple très net de fistule *uréthro-vaginale* nous
est fourni par l'observation de MM. d'Heilly et Chante-
messe. On pourra peut-être dans certains de ces cas-là
avoir encore affaire à une lésion secondaire consécutive
à une tuberculose urinaire, mais ce n'est pas la marche
que semble avoir suivie l'affection dans l'observation
qui nous occupe. Les auteurs nous montrent en effet une
tumeur végétante, fongueuse, entourant l'urèthre en
arrière du méat urinaire, ulcérée et dans laquelle on re-
trouve le bacille et tous les éléments d'une lésion tuberculeuse. L'autopsie confirme ces données cliniques
et découvre en plus une éruption confluente de tuberculose miliaire sur les muqueuses uréthrale et vésicale. Il
serait difficile de ne pas accorder dans ce cas la priorité
à la tumeur péri-uréthrale, et de ne pas reconnaitre que
la fistule uréthro-vaginale a eu pour point de départ la
lésion tuberculeuse de la paroi antérieure du vagin.

Les ulcérations tuberculeuses siègent volontiers,
avons-nous dit précédemment, sur la face postérieure
du vagin. Là encore elles peuvent donner lieu à une per-
foration et créer une fistule *recto-vaginale*.

On peut observer des fistules tuberculeuses recto-vaginales de trois types cliniques distincts selon le mode
pathogénique qui leur a donné naissance.

a. — Tout d'abord ce sera une *ulcération tuberculeuse vaginale primitive*, qui se sera installée insidieuse-
ment, n'éveillant aucunement l'attention de la malade,

et qui par suite ne subissant pas de traitement modifi-
cateur, aura creusé peu à peu en profondeur jusqu'à per-
foration complète de la cloison recto-vaginale. Tel est
le cas de M. Babès dans lequel la cause occasionnelle de
l'ulcération vaginale semblait avoir été un accouchement
au cours duquel s'était vraisemblablement produite une
érosion de la muqueuse chez une femme en puissance
diathésique. Ainsi était créé un *locus minoris resistentiæ*,
sur lequel se faisait une décharge bacillaire, donnant
lieu à une ulcération, et deux ans plus tard à une fistule.

Dans cette variété de fistule, le vagin nous présente
tout à fait l'aspect décrit pour la forme ulcéreuse, c'est-à-
dire une ulcération principale de dimensions variables
(pièce de 0,50 centimes dans le cas de Babès) avec ses
bords nets, son fond plus ou moins fongueux couvert
d'une couche de pus caséeux, et siégeant le plus souvent
à la partie moyenne de la paroi vaginale postérieure.
Autour de cette ulcération on voit des points jaunes ou
de petites ulcérations secondaires cratériformes sur lesquelles nous avons insisté. En somme c'est la forme ulcéreuse avec lesion plus avancée ayant produit un trajet
fistuleux dont l'orifice siège au centre de l'ulcération.
Les sécrétions qui s'écoulent par le vagin très abondantes
dans la majorité des cas, à cause des éléments supplémen-
taires qui proviennent du rectum, ont souvent par le fait
de ces derniers des caractères particuliers de couleur
et d'odeur sur lesquels il n'est nullement besoin d'insister. M. Babès a pu y découvrir des bacilles de Koch en
assez grande quantité et un petit fragment excisé sur les

bords de la plaie et examiné histologiquement a confirmé pleinement le diagnostic.

b. — La lésion primitive siège *dans la cloison recto-vagi-nale.* Dans ce mode pathogénique on voit des foyers bacil-laires péri-rectaux constituer de véritables abcès tuber-culeux et s'ouvrir simultanément dans le vagin et dans le rectum, donnant ainsi lieu à une fistule recto-vaginale.

Dans une observation du D' Defontaines (1) on voit l'abcès se faire jour à la fois dans le vagin, dans le rectum et au périnée, et créer trois fistules. C'est là, en effet, le cas qui paraît être le plus fréquent dans cette variété ; aussi ne ferons-nous que la signaler, car la fistule périnéale introduit un nouvel élément dans la question et fait de ce groupe une lésion qui se rattache plutôt à l'histoire des fistules anales ou de la tuberculose des organes géni-taux externes que nous n'avons pas à étudier ici.

c. — L'ulcération primitive siège *sur la muqueuse rec-tale.* La marche de la lésion est la même que dans la pre-mière variété, mais se fait en sens inverse. Née insidieu-sement du côté de l'intestin, l'ulcération évolue vers le conduit vaginal où elle se révèle sur la face postérieure par un tout petit orifice, tout le reste pouvant être sain. Une observation de W. J. Jones, nous offre un exemple très net de cette variété de fistule. Mêmes troubles fonction-nels dans ces cas que dans la première variété, mais avec phénomènes particuliers du côté du rectum tels que dou-leur, ténesme, diarrhée ayant parfois les caractères de l'entérite tuberculeuse ou de l'entérite glaireuse. Le tou-

(1) In Deschamps *(Arch. Tocologie,* 1885).

cher rectal, souvent très douloureux, pourra faire sentir une ou plusieurs ulcérations à bords indurés, sensibles à la pression, etc. Dans le cas de Jones, on trouva à l'autopsie un ulcère circulaire unique, à bords indurés, recouvert de masses nécrosées, dans lesquelles furent découverts de nombreux bacilles. Du reste, nous n'insisterons pas davantage sur cette variété de fistule recto-vaginale, elle a plutôt trait à la tuberculose du tube digestif qu'à celle du vagin.

DIAGNOSTIC

L'exposé clinique que nous venons de faire des différentes variétés de lésions tuberculeuses du vagin et du col et leur classification méthodique vont nous permettre de passer rapidement en revue les difficultés de diagnostic qui pourraient se présenter.

La forme *miliaire*, avons-nous dit, ne nous intéresse pas à ce point de vue. Rappelons seulement qu'elle est un épiphénomène de peu d'importance dans le cours d'une infection générale aiguë, n'attirant nullement l'attention sur elle au point de vue clinique.

La forme *ulcéreuse* devra être envisagée à deux périodes de son évolution.

a. — Au *début*, on pourra se trouver en présence de granulations multiples du col d'aspect variable, quelques-unes en voie d'ulcération, mais n'ayant pas encore constitué une perte de substance à caractères nets et précis. Cette lésion pourrait à ce moment faire songer à une *folliculite* du col, à des *œufs de Naboth*, ou une *éruption herpétique*; le *zona* ou la *vaginite granuleuse* seront au contraire les affections qui simuleront le mieux les granulations du vagin.

La *folliculite du col* (Vermeil), appelée par certains auteurs *acné* du col, serait en effet caractérisée par de petites saillies jaunes ayant tendance à s'ulcérer, et à se réunir pour former plus tard une ulcération plus grande. Mais M. de Sinéty fait remarquer à juste titre (art. Utérus, *Dict. encyc.*), qu'il est des affections cutanées qui ne se rencontrent jamais sur le col utérin, à cause de la différence de structure qu'il y a entre la peau et la muqueuse cervicale; tels l'acné et toutes les affections provenant des follicules pileux, des glandes sébacées et des glandes sudoripares. Du reste les points jaunes qui caractériseraient cette affection laisseraient écouler à la piqûre une goutte de liquide clair gélatineux qu'on ne rencontre jamais dans la tuberculose. L'examen microscopique d'une granulation et la découverte du bacille dans son contenu ou sur ses parois lèvera tous les doutes.

Les *œufs de Naboth* (petits kystes glandulaires) sont quelquefois assez éloignés de l'orifice externe et assez nombreux chez certaines femmes d'un âge un peu avancé, pour qu'ils puissent simuler une éruption granuleuse de tuberculose. C'est dans les cas d'ectropion surtout que ces petits kystes se rencontrent en grand nombre. Mais si on répète ici la manœuvre conseillée dans le cas précédent, on verra toujours s'écouler du petit kyste une certaine quantité de liquide. Puis dans les cas de tuberculose les granulations n'auraient pas toutes le même aspect, les

unes seraient semi-transparentes, d'autres opaques, et
d'autres enfin complètement jaunes seraient déprimées
au centre et commençant à s'exulcérer. Enfin pas de
bacilles dans les sécrétions vaginales.

L'éruption herpétique présente des signes physiques
qui peuvent se rapprocher beaucoup de ceux de la tuberculose granuleuse. Mais l'herpès siège à la vulve et sur les
parties du vagin avoisinantes, presque jamais à la partie
moyenne du canal vaginal (1), et à plus forte raison sur
le col. Puis c'est généralement un accident périodique
apparaissant au voisinage des règles soit avant, soit plus
souvent après, et s'annonçant par un appareil symptomatique fébrile presque toujours manifeste. Les parties malades sont le siège de chaleur, de cuisson souvent très
forte et d'un prurit qui énerve et fatigue la malade. A
l'examen local on voit des vésicules le plus souvent groupées et confluentes, facilement détruites et laissant écouler un liquide clair et séreux. Tous ces caractères suffi-
ront amplement dans la plupart des cas à différencier
l'herpès d'avec la tuberculose sans qu'il soit besoin
d'avoir recours à la recherche du bacille.

Le *zona*, fréquent chez les tuberculeux, et signalé par
plusieurs auteurs du côté des organes génitaux, se diffé-
renciera facilement grâce à son unilatéralité, ses névral-
gies souvent intenses, la muqueuse rouge et sans pus, et
enfin par les caractères de ses vésicules qui rappellent
assez celles de l'herpès augmentées de volume.

La *vaginite granuleuse* qui accompagne assez souvent

(1) BRUNEAU. Th. 1880.

les vaginites ordinaires ou blennorrhagiques pourrait parfois en imposer pour une granulose tuberculeuse du canal
vaginal. Mais la lésion consiste alors en une hypertrophie
des papilles de la muqueuse, en une modification des éléments anatomiques normaux, et outre l'écoulement purulent souvent très abondant qui est la cause de cette lésion,
on verra des granulations hémisphériques, violacées, et
qui saignent facilement. Cet aspect clinique est loin
de celui de la tuberculose qui n'a pas de pus, et pas cet
aspect uniforme rouge foncé.

« Ce pointillé rouge de la muqueuse cervicale, dit
« M. de Sinéty, que l'on observe chez les femmes atteintes
« de vaginite et qui dépend de la saillie et de la conges-
« tion des papilles, persiste parfois assez longtemps après
« la disparition de la vaginite. » Mais à ce moment-là
il ne saurait faire songer à la tuberculose.

b. — A la *période d'état* lorsque l'ulcération est constituée, nous avons à la distinguer des *ulcérations simples*
du col, du *chancre* simple, de la *syphilis* à ses diverses
périodes, de l'*ulcération herpétique* et enfin de l'*épithé-
lioma*.

Les *ulcérations* du col que M. Naudin (1) divise en
trois variétés (exulcérations simples, ulcérations follicu-
laires et ulcérations fongueuses) sont le plus souvent con-
sécutives à une métrite. Comme le fait très judicieuse-
ment remarquer M. de Sinéty, toutes ces variétés ne sont
que diverses étapes d'un même processus ; « selon que
« l'épithélium seul se desquame, dit-il, ou que les papilles

(1) Thèse 1885. *Loc. cit.*

« et le tissu sous-muqueux participent à l'inflammation,
« on a toutes les variétés décrites par les auteurs ». Or
dans les deux derniers cas, lorsque les papilles et le chorion muqueux bourgeonnent sous l'aspect de granulations rosées ou rouges, et plus tard d'ulcérations fongueuses, végétantes, de couleur terne, jaune ou violacée,
reposant sur un fond de même nature, avec pus très abondant, souvent mal lié, on ne songera guère à la tuberculose.

La première variété seule, c'est-à-dire les ulcérations
simples, pourraient donner lieu à une confusion. C'est à
une ulcération simple, consécutive à une métrite que
croyait avoir affaire M. Gingeot dans l'observation de
Bouffe; il ne fallut rien moins que l'évolution de la lésion et
la découverte du bacille sur l'ulcération pour faire modifier
ce diagnostic. Généralement au lieu des bords nets et de
l'enduit caséeux adhérent de l'ulcération tuberculeuse, on
constate dans ces cas-là des bords diffus, se terminant
insensiblement vers la face externe du col. Jamais les
culs-de-sac ni le vagin ne sont lésés. Le fond de l'ulcération est granuleux et couvert d'une sécrétion muqueuse
filante qui se détache facilement. Enfin les points jaunes
autour de l'ulcération et le bacille seront des signes de
certitude de tuberculose.

Le *chancre simple* du col n'est pas rare (de Sinéty), et
a bien des caractères communs avec l'ulcération tuberculeuse : irrégularité, bords taillés à pic et décollés, fond
jaunâtre, irrégulier et déchiqueté. Mais dans le cas de
chancre on voit des lésions multiples, toutes recouvertes
de pus abondant, quelquefois même de pseudo-membranes,

les ganglions inguinaux engorgés, l'extension rapide des ulcérations qui atteignent en quelques jours les dimensions d'une pièce de 0,50 cent. ou d'un franc, quelquefois de vrais caractères de phagédénisme. Enfin l'inoculation d'une part, le bacille de l'autre trancheront le diagnostic dans les cas difficiles.

Le *chancre syphilitique* occupe généralement la partie centrale du col, sa surface n'est pas déprimée et creusée en godet, c'est au contraire une lésion petite, érosive, plane, sans bords, avec une surface couleur rouge musculaire (Fournier). Sur le col le chancre syphilitique prend quelquefois un aspect mamelonné, végétant ou pultacé, avec un centre gris uniforme et des bords rouge vif (de Sinéty). Mais il a toujours l'indolence absolue au toucher, et l'absence de sécrétions. De plus on ne voit aucune autre lésion dans son voisinage, et si on le tient en observation, on voit son évolution spéciale et l'apparition d'accidents secondaires.

Les *syphilides* du col peuvent être *érosives, ulcéreuses* ou *papuleuses*. Les deux premières variétés y sont très rares, l'ulcéreuse surtout. Quant à la papuleuse qui est la plus fréquente, sa teinte opaline, gris perle, quelquefois blanc mat, son indolence, son aspect saillant, et le plus souvent les 2 ou 3 lésions semblables qui l'accompagnent empêcheront de la confondre avec une ulcération tuberculeuse.

L'*ulcération herpétique* consécutive à la réunion de plusieurs vésicules ulcérées peut assez bien simuler une ulcération tuberculeuse. D'autant mieux que l'aspect polycyclique caractéristique de l'ulcération herpétique

sur lequel nous avons souvent entendu insister M. le
Prof. Fournier à l'hôpital St-Louis, dans les cas de
diagnostic difficile entre le chancre et l'herpès chancri-
forme, perd ici de sa valeur si l'on se rappelle que, l'ulcération tuberculeuse, aussi bien que l'herpétique, s'accroit
par la réunion successive de plusieurs petites ulcérations
environnantes. Dans l'herpès cependant la lésion est
plus superficielle; la rareté de son siège sur le col, le
prurit, l'état fébrile, etc., et tous les signes dont nous
avons parlé au sujet de l'éruption herpétique, aideront
au diagnostic. De plus, si on a la bonne fortune de
découvrir autour de l'ulcération une vésicule intacte, tous
les doutes seront levés; sinon, la recherche du bacille
constituera la dernière ressource.

L'ulcération par macération de Martineau est très
superficielle et formée par une desquamation épithéliale.
Elle siège surtout dans les culs-de-sac, est accompagnée
de douleurs vives, d'une inflammation très accusée et d'une
abondante suppuration. Puis elle est le plus souvent une
manifestation secondaire dans le cours d'une métrite,
qui a amené des sécrétions profuses. C'est vraisemblablement une lésion de ce genre qu'observa Namias (1861)
et que M. Brouardel décrivit dans sa thèse sous le nom
de *tuberculose en nappe du vagin.* Les détails cliniques
sont bien insuffisants et l'examen microscopique trop
ancien, pour que l'on puisse aujourd'hui accepter sans
conteste cette observation unique d'une forme de lésion
tuberculeuse vaginale si extraordinaire. « On comprend
« mal en effet, dit M. Deschamps, une couche blanc
« grisâtre tuberculeuse recouvrant la muqueuse vagi-

« nale sur une grande étendue et s'enlevant au scalpel,
« sans granulations miliaires périphériques. » C'est plutôt
là l'aspect d'un lambeau de muqueuse macérée, chez une
femme qui, à son double titre de courtisane et de phtisique, avait bien le droit d'avoir un écoulement vaginal.

Le *cancer du col* qui, de prime abord, semble devoir
nettement se différencier avec son aspect bourgeonnant,
sa sécrétion fétide, ses hémorrhagies, etc., a cependant
pu être confondu avec une tuberculose du col. C'est à
un cancer en effet que croyait avoir affaire M. Péan,
quand il enleva un utérus atteint de tuberculose du col.
« On observait dans ce cas-là, nous dit M. Sécheyron,
« chez une femme de 45 ans qui se plaignait d'amaigris-
« sement, de pertes odorantes et de métrorrhagies, un
« col induré, un peu gros, offrant des végétations irré-
« gulières, saignantes, placées en particulier au niveau
« du museau de tanche. » C'est là, en effet, une description qui s'éloigne considérablement de celle de l'ulcération tuberculeuse classique. Cependant, même dans ce
cas, le liquide qui baignait le col était muqueux, *épais,
jaunâtre, grumeleux* (Cornil), et nous verrons à propos
de la tuberculose utérine que ce sont là les caractères
objectifs typiques de la leucorrhée tuberculeuse. Cet
aspect est loin de celui que présente habituellement la
sanie putride, d'une teinte gris cendré, blanc sale, avec
des stries rouges, ou de petits caillots noirs de sang
coagulé, qu'on rencontre dans le cancer du col.

Dans les deux cas on peut avoir une ulcération irrégulière, à bords déchiquetés, taillés à pic et indurés ;
mais quand il s'agit de cancer, ce noyau induré sur le-

quel repose l'ulcération est généralement plus accusé, d'une dureté quelquefois ligneuse qui s'étend aux parties voisines du col, et remonte sur les parties latérales de l'utérus, jusque dans les ligaments larges. Un autre signe dont il faut tenir grand compte, c'est que les ganglions qui se trouvent à l'union du col et du corps sont rapidement envahis dans les cas de dégénérescence cancéreuse ; d'où résulte la fixation de l'utérus. Cette immobilisation relative ou absolue de l'utérus est un caractère essentiel de malignité sur lequel ont insisté tous les auteurs depuis Aran. Elle ne se rencontre dans la tuberculose qu'à une époque plus avancée de la lésion. Le cas de M. Péan est une confirmation de ce fait, puisque malgré une lésion manifestement ancienne, l'utérus était resté « normal dans sa forme, sa consistance, et dans ses rapports avec les organes voisins » (Sécheyron).

Enfin l'examen microscopique des sécrétions, leur inoculation dans le péritoine de cobayes, et l'examen histologique d'une parcelle excisée de la tumeur permettront de faire un diagnostic certain.

Dans le diagnostic différentiel de la tuberculose vaginale avec toutes les ulcérations que nous venons de passer en revue, nous n'avons eu en vue que la tuberculose primitive ; aussi n'avons-nous pas parlé des symptômes généraux. Mais comme la majorité des malades qui viennent consulter ont déjà d'autres manifestations de leur affection, il ne faudra pas négliger la recherche des antécédents, et l'examen général de la malade. Les poumons, l'utérus et ses annexes, d'autres viscères, les membranes muqueuses seront quelquefois aussi le siège de lésions tuberculeuses qui aideront au diagnostic.

La forme *fistuleuse* de la tuberculose vaginale, ne nous occupera pas longtemps au point de vue du diagnostic. Les fistules antérieures (vésico et uréthro-vaginales) se révéleront d'une façon assez nette par les troubles fonctionnels que nous avons indiqués, et les fistules recto-vaginales n'offriront guère plus de difficulté. Quant à leur nature tuberculeuse, la recherche des antécédents, l'examen de l'état général, l'exploration des organes voisins qui peuvent être le siège de lésions de même nature, et enfin la recherche du bacille et des granulations miliaires autour de l'ulcération, permettront de la reconnaître.

TRAITEMENT

« Les ulcérations tuberculeuses et les granulations des
« muqueuses sont très facilement amendées et guéries
« lorsqu'elles sont superficielles, mais elles sont sujettes
« à récidive, car la disposition générale de l'organisme à
« produire du tubercule n'en existe pas moins » (Cornil).

M. Cornil, en 1879, traite une ulcération tuberculeuse du vagin par des badigeonnages de *teinture d'iode* faits tous les 2 ou 3 jours, et au bout de 15 jours la guérison est complète.

M. Vermeil (1880) ayant observé une lésion semblable fait des attouchements de *teinture d'iode*, et 20 jours après quand la malade quitte l'hôpital « l'ulcération a presque entièrement disparu ».

La *teinture d'iode* en badigeonnages sur les ulcérations tuberculeuses paraît donc être un excellent traitement, et non seulement pour les lésions du vagin, mais aussi « probablement pour celles du col, dit M. Derville, puisque « dans l'observation de M. Bouffe on voit une ulcération « déjà ancienne du col utérin, qui n'avait été que légère- « ment améliorée par un traitement au tannin et aux « injections astringentes. M. Bouffe la traite par les « badigeons iodés. Rapidement la malade guérit et l'ulcé- « ration ne se reproduisit pas. »

Du reste « l'ulcération tuberculeuse du vagin paraît « être un accident passager, guérissant rapidement et « probablement de lui-même, dit M. Vermeil ».

Voilà donc, résumées, les opinions des différents auteurs sur le traitement des ulcérations tuberculeuses du vagin et du col, et tout le monde d'accord pour dire que ces lésions guérissent facilement, quelques-uns ajou- tant qu'elles guérissent d'elles-mêmes.

Tout d'abord cette dernière opinion nous paraît exagérée et la guérison spontanée, si elle existe, doit être bien rare, car dans toutes les observations que nous avons sous les yeux, nous ne voyons signalée nulle part la présence d'une cicatrice. Il est vrai que « les ulcères tuberculeux des « muqueuses guérissent souvent sans laisser de traces « lorsqu'elles sont convenablement traitées » (Cornil). Mais dans aucune observation non plus nous ne voyons d'ulcération en voie de cicatrisation sans l'influence d'un traitement.

Que la guérison s'obtienne facilement, c'est possible et c'est ce qui semble résulter des observations publiées par MM. Cornil, Derville, Vermeil ; les tubercules jaunes se ramollissent, s'ulcèrent, et les produits caséeux étant éliminés en totalité, la guérison survient par bourgeonnement de la plaie sous l'influence d'applications irritantes.

Voilà comment s'explique la marche rapide de ces lésions et leur prompte guérison ; mais cela ne peut se produire que dans les cas où ces lésions sont superficielles et alors que les produits caséeux s'éliminent en totalité.

Si la lésion est un peu ancienne et profonde, les résultats ne sont plus les mêmes. M. Mayor (1831), ayant affaire à une ulcération tuberculeuse profonde du col, fit pendant un mois des applications répétées de *teinture d'iode*, *d'iodoforme*, et *d'acide chromique*; « l'aspect de la lésion « ne fut nullement modifié, dit-il ».

Ce résultat n'a pas lieu de nous surprendre aujourd'hui que nous connaissons d'une façon précise les lésions anatomo-pathologiques qui s'observent dans ces cas d'ulcérations du col. Dans l'examen de l'utérus enlevé par M. Péan, en effet, M. le Prof. Cornil a découvert des follicules tuberculeux en quantité considérable siégeant à la surface du chorion muqueux, dans le tissu conjonctif de la muqueuse, et surtout dans les villosités ou autour des glandes, et des granulations tuberculeuses moins nombreuses mais beaucoup *plus volumineuses dans les faisceaux musculaires*. « Elles occupent là des îlots de « tissu conjonctif embryonnaire interfasciculaires qui « ont repoussé par leur extension les fibres musculaires. »

« Il faut donc s'attendre, dit en terminant M. Cornil,

« lorsqu'on croit avoir affaire à une éruption tubercu-
« leuse légère, superficielle, à ce que le tissu profond de la
« muqueuse et même la couche musculaire soient envahis
« par quelques granulations tuberculeuses. » Et alors les
échecs s'expliquent lorsqu'on n'intervient pas assez complètement et qu'on n'atteint pas tout le mal.

Il résulte de là que le traitement des ulcérations par
les badigeons iodés, tout en amenant dans bon nombre
de cas de lésions superficielles une cicatrisation rapide,
peuvent ne pas détruire toutes les lésions et que les récidives ne sont pas seulement dues à la prédisposition de
l'organisme à faire du tubercule, comme disait le Prof.
Cornil, mais aussi à l'intervention incomplète qui laisse
dans les couches profondes un semis tuberculeux. Aussi,
comme il est aujourd'hui bien établi que dans la tuberculose comme dans le cancer pour qu'une intervention
chirurgicale soit bonne il faut qu'elle soit complète,
nous croyons qu'il ne faudrait pas s'endormir dans une
fausse sécurité à l'endroit du traitement par les badigeons iodés, surtout pour ce qui concerne le col. Mieux
vaudrait dans ce cas-là recourir à une opération plus
radicale, telle que l'*amputation sus-vaginale* du col, ou
mieux l'*ablation totale de l'organe*. C'est une *hystérectomie totale* que pratiqua M. Péan, dans un cas de tuberculose primitive du col, et nous tenons de cet illustre
chirurgien que l'opération ne présenta dans ce cas aucune
difficulté. Les résultats furent excellents, et la malade
partait guérie à la campagne au bout de trois semaines.

Le traitement des fistules tuberculeuses ne présentera

rien de particulier et sera le même que celui des fistules ordinaires de ces mêmes régions. L'intérêt du diagnostic de leur nature tuberculeuse sera surtout grand à cause du pronostic, car il expliquera le grand nombre de récidives ou d'insuccès obtenus par le chirurgien dans bon nombre de fistules vésico-vaginales par exemple.

On n'oubliera pas de donner dans ces derniers cas, comme dans la variété ulcéreuse, la plus grande attention au *traitement général* qui sera celui de la tuberculose en général : arsenic, créosote, huile de foie de morue, poudre de viande, jus de viande, etc. On essaiera en somme de maintenir le bon état général et de lutter ainsi contre les récidives ou la généralisation de l'affection. Les eaux thermales seront alors d'un grand secours, et les cures de Barèges, Eaux-Bonnes, Bagnères-de-Luchon, Allevard, etc., rendront de grands services.

CHAPITRE III

La tuberculose utérine est loin d'être aussi rare que celle du vagin, puisque parmi les 72 observations de tuberculose génitale que nous avons pu recueillir dans la littérature médicale depuis la thèse de M. Vermeil (1380), nous trouvons 27 cas de tuberculose utérine. Dans 8 cas le foyer bacillaire était unique ou manifestement primitif, et 5 fois il a été diagnostiqué.

La tuberculose utérine peut revêtir trois formes : une forme *miliaire aiguë*, une forme *interstitielle* et une forme *ulcéreuse*.

1° La tuberculose *miliaire aiguë* est excessivement rare. Elle peut siéger sur la muqueuse, dans les couches musculaires, ou dans ces deux points à la fois. Les observations de Sabine (1), Fergusson (2), Puech (3) en sont de très nets exemples. Dans le premier cas, il s'agit d'une femme ayant fait une fausse couche un mois avant sa mort et à l'autopsie de laquelle on trouva un utérus hypertrophié, dont le tissu musculaire était parsemé de

(1) *Boston med. and surg. Journ.*, 1879.
(2) *New York med. Journ.*, 1884, p. 478.
(3) Obs. VI de la Thèse de BROUARDEL.

tubercules dont un grand nombre en dégénérescence
caséeuse. — Dans le cas de Fergusson, il s'agit d'une
femme apportée à l'hôpital dans un état comateux et dont
l'autopsie révéla une tuberculose miliaire généralisée
de la muqueuse utérine. — Enfin dans le cas de Puech,
c'était une femme de 46 ans, qui avait des tubercules
occupant la muqueuse du corps, l'enveloppe péritonéale,
et l'épaisseur même de la couche musculaire.

Mais ce sont là des curiosités scientifiques très rares,
et qui n'ont aucun intérêt au point de vue clinique et
thérapeutique dont nous nous occupons. Comme la
tuberculose miliaire du col et du vagin, cette forme de
tuberculose utérine est un épiphénomène au cours d'une
maladie générale n'attirant nullement l'attention sur elle.

2° La forme *interstitielle* est essentiellement chronique;
elle est presque aussi rare que la précédente, mais elle a
une toute autre importance, tant à cause de sa localisation profonde que de sa marche excessivement torpide.
Ces deux conditions lui permettent une évolution absolument latente, pendant laquelle elle amène une altération
profonde du tissu utérin et se manifeste un jour par des
effets aussi désastreux qu'imprévus. Tel le cas du Prof.
Osiander (1) (de Gottingue) qui dut pratiquer la cranio-
tomie en présence d'un obstacle à l'accouchement « dé-
« pendant non d'un rétrécissement du bassin, ni d'une
« stricture spasmodique de la matrice, mais bien d'un
« rétrécissement de la cavité utérine dû à la présence de
« gros tubercules dans l'épaisseur de ses parois ».

(1) *Arch. de méd.*, t. XI, 1841.

Dans cette forme de tuberculose, l'utérus se présente de volume à peu près normal (Brissaud) (1), ou légèrement augmenté de volume. Aucune lésion apparente à l'extérieur. A l'ouverture de la cavité, on voit une muqueuse saine, sans ulcérations, ni granulations. Sur une coupe verticale et transversale (de façon à montrer les parois utérines dans toute leur hauteur) on constate l'existence de petites masses tuberculeuses, plus ou moins ramollies, « logées au sein du tissu musculaire » (Brissaud). Ces masses caséeuses siègent généralement dans la paroi postérieure de l'organe, quelquefois à la partie moyenne où elles peuvent rétrécir la cavité et amener des accidents d'obstruction (Osiander), mais le plus souvent vers les angles supérieurs (Brissaud, Letulle, Courty, Quinquaud) et au voisinage des ligaments utéro-ovariens. Ou bien ces foyers sont absolument enkystés (Osiander), comme cela a lieu souvent dans les processus de tuberculose locale, ou bien ils sont enfermés simplement entre les faisceaux de fibres musculaires qui peuvent même être dissociés par place et être séparés les uns des autres par des traînées d'éléments embryonnaires en voie de prolifération Brissaud). Autour de ces masses caséeuses on peut voir quelquefois des granulations en voie de caséification, grosses comme des têtes d'épingle, en nombre variable (8 ou 10 dans le cas de Brissaud) et qui, au microscope révèlent la constitution absolument typique des petites granulations agglomérées ; parfois même des

(1) In *Tub. locales. Arch. gén. de méd.*, p. 129, 1880.

follicules tuberculeux isolés les avoisinent au milieu du issu conjonctif intra-musculaire.

C'est donc là une tuberculose localisée, sans aucune éaction inflammatoire à la surface péritonéale, « perdue u fond de l'utérus », selon l'expression de M. Brissaud, et paraissant destinée à rester fixe. Cependant les gra- nulations qui avoisinaient les noyaux caséeux dans le cas de cet auteur, témoignaient d'un travail de proliféra- tion qui s'était peut-être manifesté à l'occasion de la crise terminale à laquelle avait succombé la malade. Cette entative de généralisation était du reste bien faible puisque malgré les recherches les plus minutieuses aucune trace le tubercule ne fut découverte ni dans les poumons ni dans les autres viscères; les trompes étaient saines, les ovaires atrophiés ; les capsules surrénales seules étaient le siège de foyers énormes tuberculeux qui avaient amené a cachexie à laquelle avait succombé la malade.

Cette forme de tuberculose utérine qui semblerait réaliser un type assez net de tuberculose locale et être par cela même justiciable du couteau du chirurgien, est très rare, avons-nous dit, et de plus très difficile à diagnosti- quer. Son évolution est absolument latente et elle ne se révèle par aucun trouble fonctionnel précis. Dans les cas le Brissaud et d'Osiander les malades étaient âgées l'une le 40 ans, l'autre de 46 ans, mais paraissaient toutes leux beaucoup plus âgées et cachectiques, avec tous les signes d'une vieillesse prématurée. Dans un cas nous notons l'absence complète des règles : « Elle n'avait amais été réglée, dit M. Brissaud; » dans l'autre nous relevons 4 grossesses terminées par 4 fausses couches.

Dans ce dernier cas on comprend très bien cet utérus
gravide entravé dans son action par la présence des masses
caséeuses interstitielles, atteignant à un moment donné
le maximum de développement qu'elles lui permettent,
et réagissant alors pour expulser le fœtus, corps étranger
qui se développe toujours et auquel il ne peut plus faire
place. Ainsi pourraient s'expliquer 4 grossesses interrom-
pues toujours à la même période par une fausse couche,
mais on ne saurait affirmer que les choses se sont passées
ainsi, les preuves font défaut.

En résumé, on peut presque dire que jamais ces cas de
tuberculose ne peuvent être diagnostiqués et que leur
histoire clinique se résume souvent en une manifestation
imprévue grave, résultant de l'altération du parenchyme
utérin, et amenant fréquemment la mort de la malade.
Tel est le cas d'Osiander, tel est aussi celui d'Henri Cooper (1) où l'on voit une tuberculose de la paroi du fond
de l'utérus amener une rupture de cet organe au troisième mois de la grossesse.

À côté de ces cas types de tuberculose *interstitielle
chronique*, nous devons placer certains cas que l'on
pourrait appeler *mixtes* et dans lesquels on observe une
ou plusieurs masses caséeuses interstitielles semblables
à celles que nous venons de décrire, coïncidant avec des
lésions ulcéreuses de la muqueuse que nous allons étudier dans la forme suivante. Les observations de MM. Letulle et Quinquaud (2) nous en offrent des exemples. Dans

(1) *Gazette médicale*, 1860, p. 115.
(2) In Th. de Giraud, 1868, p. 76.

ces deux cas, l'*abcès caséeux* (pour employer l'expression de Letulle) est unique et siège au niveau de l'angle supérieur gauche, au voisinage du point d'abouchement de la trompe dans la cavité utérine. Il se présente sous la forme d'une tumeur arrondie, fluctuante, de grosseur variable, une grosse noix (Letulle) ou une noisette (Quinquaud), et peut faire saillie du côté de la muqueuse. Celle-ci est le siège d'ulcérations de dimensions variables, pouvant aller jusqu'à une destruction complète ; tel le cas de M. Letulle où la plus grande étendue de la muqueuse utérine avait disparu, et où l'on voyait l'abcès caséeux lisse, recouvert encore par une certaine épaisseur de fibres utérines, mais sans muqueuse. Dans d'autres cas, la lésion de la muqueuse est à son début, et il faut une recherche attentive pour découvrir quelques granulations (Quinquaud) ; l'abcès est alors recouvert par une muqueuse intacte en apparence. Entre ces deux points extrêmes, la simple granulation et la destruction complète de la muqueuse, on pourra observer des ulcérations de dimensions et de nombre variables.

C'est un cas assez semblable à ces cas mixtes que relate Courty (1) quand il rapporte l'observation d'une femme atteinte de tuberculose primitive des trompes et des ovaires et chez laquelle il trouva en plus un « utérus sain, « sauf au niveau de l'embouchure des trompes, où se « trouvaient contenus dans l'épaisseur même de ses parois des tubercules à divers degrés d'évolution ». Mais l'auteur ne dit rien de l'état de la muqueuse à ce niveau.

(1) *Traité pratique des maladies de l'utérus.* 3e éd., p. 957.

C'est encore à un de ces cas *mixtes* qu'eut affaire vraisemblablement Giovanni Guzzo (1) (de Naples), quand il
observa une femme qui, après quelques troubles menstruels, vit son ventre se développer peu à peu pendant
quatre ans et demi, et chez laquelle il constata après ce
temps un utérus tendu comme la peau d'un tambour,
fluctuant, occupant tout l'abdomen, et arrivant par son
fond en contact avec l'appendice xiphoïde ; une rupture
utérine se produisit et l'autopsie révéla, outre la solution
de continuité des parois et le pus caséeux distendant la
cavité, des abcès tuberculeux à différents degrés de leur
évolution dans l'épaisseur des parois, et quelques-uns
voisins de la muqueuse prêts à s'ouvrir dans la cavité.
La surface interne de l'utérus était inégale, exulcérée,
parsemée de formations hypertrophiques de diverses
formes. Cette observation ressemble en effet absolument
à celle de M. Letulle, mais avec des lésions énormément
augmentées : même destruction de la muqueuse, mêmes
noyaux caséeux interstitiels, mais plus nombreux et
quelques-uns s'étant déjà frayé une voie à l'intérieur, et
enfin même matière caséeuse distendant la. cavité
mais ayant amené une dilatation utérine énorme. C'est
à cause de ces caractères communs et malgré l'insuffi-
sance de preuves histologiques que nous avons cru devoir relater cette observation italienne et la rapprocher
des cas mixtes de tuberculose utérine.

Il nous a paru intéressant de rechercher si ces noyaux

(1) *Bull. Soc. anat.*1847, n° 33, ou *Archiv. gén. de méd.*, 1848, tome
XVII, p. 104.

caséeux interstitiels, qui paraissent avoir une marche si lente et qui semblent « perdus au fond de l'utérus », comme dit M. Brissaud, sont en réalité aussi inoffensifs qu'ils le paraissent, et s'ils ne jouent pas dans l'évolution ultérieure de l'infection bacillaire un rôle personnel. L'observation de M. Quinquaud semble à ce propos nous montrer qu'il existe des rapports entre la lésion interstitielle et les lésions de la muqueuse: Une fillette de sept ans meurt de tuberculose miliaire aiguë avec manifestations pulmonaires et troubles intestinaux, et l'autopsie nous découvre des granulations miliaires dans les *poumons*, dans l'*intestin grêle* et sur la *muqueuse utérine*, tous les autres viscères étant absolument sains. Or à ces trois groupes de lésions récentes correspondent trois foyers tuberculeux anciens bien distincts, à savoir des ganglions caséeux des médiastins, des ganglions caséeux mésentériques, et un abcès caséeux utérin. N'est-il pas vraisemblable de voir un même mode pathogénique dans ces trois cas, et de dire que l'abcès utérin a appelé une éruption miliaire dans son voisinage, comme les ganglions caséeux du mésentère ont appelé des granulations dans leur territoire, et comme les ganglions caséeux des médiastins eux aussi ont déterminé une décharge bacillaire nouvelle dans le territoire qui leur incombe? Dans les trois points nous voyons même foyer caséeux de tuberculose latente ancienne, puis par auto-infection à l'occasion d'une cause déterminante quelconque une poussée aiguë, se traduisant par une éruption miliaire localisée dans les territoires afférents à chacun de ces foyers. C'est là, semble-t-il, une preuve assez évidente que ces abcès caséeux de l'utérus sont, aussi bien que toutes les autres tuberculoses locales, un danger permanent et une source d'infection pour l'économie, et que les lésions de la muqueuse utérine sont dues souvent à leur présence dans les cas mixtes que nous avons cités.

Avant de quitter cette forme interstitielle et d'aborder la description de la tuberculose ulcéreuse de l'utérus, nous devons signaler une variété absolument exceptionnelle, puisque nous n'avons pu en trouver qu'un exemple, et qui nous a paru être le résultat d'un abcès caséeux interstitiel.

Nous voulons parler d'un cas de Kaufmann (1) qui, à l'autopsie d'une femme apportée mourante à la clinique de Breslau, trouva deux *fistules utéro-rectales*; « l'une « de ces fistules aboutissait dans l'intestin par un orifice « entouré d'une ulcération tuberculeuse (examen micros-« copique ». — La cavité utérine très dilatée mesurait 0,12 c. de hauteur sur 0,13 cent. de largeur, et 1/2 cent. de profondeur; elle renfermait des matières fécales. Cette cavité était reliée en outre à l'ombilic par une fistule dont l'ouverture avait eu lieu 3 mois avant la mort; la paroi postérieure de cette cavité est formée par une tumeur calcaire, le tissu propre de l'utérus à ce niveau a complètement disparu et la masse calcaire se présente sous forme de saillies tuberculeuses. Le col complètement oblitéré et transformé en un cordon mesurait 0,13 cent., de la portion vaginale à l'orifice interne. L'intestin grêle, le

(1) *Archiv. f. Gynæk.*, Band. XXIX, Heft 3.

péritoine et la trompe gauche présentent des semis tuberculeux.

Nous ne faisons que rapporter cette observation résumée ; la rareté du fait et le manque de détails cliniques ne nous permettent pas de décrire des fistules tuberculeuses utéro-rectales. Disons seulement qu'une fistule semblable pourrait très bien, croyons-nous, être la période ultime d'un abcès caséeux intra-pariétal semblable à ceux que nous venons d'étudier et qui serait arrivé à se faire jour simultanément dans l'utérus et dans le rectum.

3° La *tuberculose ulcéreuse* de l'utérus que certains auteurs décrivent sous le nom de *métrite* ou d'*endométrite tuberculeuse* est la forme la plus fréquente de tuberculose utérine. Nous conservons la dénomination d'*ulcéreuse* parce qu'elle rappelle mieux la nature de la lésion, et parce que les signes physiques de l'ulcération tuberculeuse du vagin vont se retrouver ici, de même qu'ils se retrouveront pour les lésions tuberculeuses des trompes. En sorte que l'expression *ulcéreuse* appliquée à la tuberculose du vagin, de l'utérus et des trompes, rappelle immédiatement que dans les trois parties de l'appareil génital les lésions anatomiques sont les mêmes et que dans la tuberculose de la muqueuse génitale de la femme le processus pathologique suit toujours la même marche quel que soit son siège.

La tuberculose ulcéreuse de la muqueuse utérine peut se présenter sous la forme d'une ulcération unique limitée, d'ulcérations multiples, ou d'une ulcération généralisée ayant amené une destruction complète de la muqueuse. Les désordres que ces diverses lésions amènent du côté de l'organe utérin peuvent se grouper sous deux types distincts selon que l'on a affaire à une tuberculose *limitée* ou à une tuberculose *généralisée*. Ces deux types ont été tout récemment décrits d'une façon magistrale par M. le Prof. Cornil (1).

a. — Dans la tuberculose *limitée* on rencontre un utérus normal ou très légèrement augmenté de volume, sans aucune lésion apparente à l'extérieur. A son ouverture, on voit une cavité de dimensions physiologiques avec des parois d'épaisseur et de consistance normales, contenant un liquide muqueux plus ou moins opaque. Le col est généralement sain. La muqueuse du corps est irrégulière à sa surface, granuleuse et hérissée de petites végétations (Cornil), ou bien boursouflée, violacée, laissant voir par places quelques granulations (D. Mollière). Le plus souvent on y constate une ulcération unique, creusée à l'emporte-pièce, d'une étendue variable, avec un fond recouvert d'une couche caséeuse opaque adhérente, provenant d'une mortification de la couche profonde du chorion muqueux. Autour de l'ulcération, quelques granulations miliaires. Ou bien les ulcérations sont multiples (Révilliod), mais alors petites, anfractueuses, excavées en godet (Parrot), remplies d'une substance caséeuse blanchâtre qu'elles « déversent dans l'utérus » selon l'expression de Révilliod; autour d'elles, il n'est pas rare d'observer des granulations beaucoup plus abondantes que dans le cas d'ulcération unique.

Le microscope fait voir que le fond de l'ulcération est
formé d'une partie de la muqueuse tuberculisée en nappe
et mortifiée suivant une épaisseur d'un demi-millimètre
environ (Cornil). Au pourtour de l'ulcération on voit des
granulations et des cellules géantes, et quelquefois des
bacilles à leur intérieur (Schuchardt) ; la muqueuse dans
toute son étendue, présente les altérations d'une métrite
simple.

Cette variété est assez rare; M. Cornil ne l'a observée que
2 fois sur 7 cas de tuberculose utérine qu'il a pu examiner, et
dans toutes les observations que nous avons réunies, nous
ne trouvons que 3 cas à ajouter aux siens. Elle n'est en
effet qu'une lésion tuberculeuse à une époque rapprochée
de son début, une étape dans l'acheminement de l'ulcération vers la destruction complète, et comme c'est surtout
à l'autopsie de phtisiques arrivées à la période ultime de
leur cachexie que jusqu'ici on a eu l'occasion d'observer
ces lésions, on s'est trouvé le plus souvent en présence
d'ulcérations très étendues ou même généralisées.

b. — C'est donc la tuberculose *générale* de l'utérus
qu'on trouve le plus souvent décrite dans les observations
publiées jusqu'à ces temps derniers, et qui se caractérise
anatomiquement par des ulcérations confluentes ou une
destruction complète de la muqueuse. L'utérus est toujours volumineux (Cornil) et peut être triplé de volume
(Talamon), gros comme le poing (Debove), gros comme
une orange (Biggo), etc. ; sa consistance est moindre
qu'à l'état normal, donne quelquefois une simple sensation de faiblesse sous le doigt qui le presse, mais le plus
souvent laisse percevoir une véritable fluctuation. A

l'extérieur, les granulations et les adhérences aux organes voisins ne sont pas rares, et témoignent de lésions ayant retenti déjà sur le péritoine pelvien. A la coupe, on trouve la cavité du corps dilatée ; cette dilatation s'arrête le plus souvent d'une façon très nette au niveau de l'union du corps et du col de l'organe, celui-ci restant manifestement sain ; dans un seul cas (Talamon) « la majeure partie du « col avait participé à la dilatation, et cette partie de « l'organe restait représentée par un petit tubercule épais « à peine de 2 à 3 millimètres ». Les parois du globe utérin sont quelquefois épaissies (Cornil, Malthe), mais dans la majorité des cas elles sont au contraire amincies (Debove, Talamon) et peuvent avoir à peine l'épaisseur des parois vésicales (Bigge) ; Namias cite un cas où elles avaient l'épaisseur d'une ligne, « elles étaient membra- « neuses, dit-il ». La cavité est remplie de matière caséeuse jaune, ou d'un blanc opaque, très adhérente à la paroi, quelquefois grumeleuse et caillebotée. Dans un certain nombre de cas plus rares, ce contenu est plus fluide, visqueux, analogue à du blanc d'œuf (Talamon, Parrot, Mollière), et il est intéressant de remarquer que ceci a lieu dans les cas où la lésion de la muqueuse est moins avancée et formée par des ulcérations quelquefois très confluentes, mais peu profondes et récentes, ou simple- ment par des granulations. Nous reviendrons sur ce point à propos du diagnostic.

La muqueuse au-dessous de ces produits caséeux est jaune, irrégulière, avec de petits débris filamenteux (Cor- nil), en dégénérescence caséeuse qui peut infiltrer la paroi dans une épaisseur de 1 millimètre 1/2 à 2 millimètres.

L'ulcération généralisée ou très étendue est superficielle, déchiquetée sur ses bords et s'arrête en général très nettement au niveau de l'union du corps et du col (Homolle). Dans des cas moins avancés on rencontre une muqueuse constellée, selon l'expression de Parrot, de plaques arrondies, grises, à bords taillés à pic, plus ou moins anfractueuses et entourées de granulations miliaires (Jones, Parrot, Vermeil).

Le microscope fait voir que le pus caséeux, caillebotté qui remplit la cavité est constitué par la mortification superficielle de la muqueuse consécutive à une infiltration caséeuse. Au-dessous de cette couche mortifiée, il y a une zone possédant de petites cellules vivantes avec quelques cellules géantes. Les *plans musculaires* eux mêmes sont le siège de follicules tuberculeux très nets (Cornil). MM. Schuchardt et Krause ont trouvé (dans un cas) au voisinage des ulcérations beaucoup de tubercules avec des cellules géantes de moyenne grandeur et des cellules épithélioïdes; « à l'intérieur des cellules géantes « se voyaient facilement des bacilles le plus souvent « isolés ». — M. Cornil n'a jamais trouvé de bacilles dans les cas qu'il a examinés, et il insiste sur la difficulté qu'on a dans ces cas à trouver même des granulations tuberculeuses à l'œil nu et au microscope « la granula- « tion type étant celle des séreuses, et ce type ne se ren- « contrant que très rarement dans la muqueuse géni- « tale » (Cornil).

Ces données anatomo-pathologiques sont excessivement importantes et inséparables du côté clinique de la question, car elles nous guideront tout à l'heure à propos de la thérapeutique dans le choix de l'intervention, étant donnée la nécessité d'enlever toutes les parties tuberculisées de l'organe.

SYMPTOMES

La tuberculose utérine est très difficile à diagnostiquer au début, surtout si elle est dans l'organisme la première manifestation de l'infection bacillaire. Or, c'est précisément cette tuberculose primitive qu'il est intéressant de découvrir pour lui appliquer une thérapeutique appropriée, et c'est elle que nous aurons surtout en vue dans notre description symptomatique. Ses symptômes fonctionnels n'ont rien de bien caractéristique et se rapprochent beaucoup de ceux de la métrite chronique. Nous allons les énumérer rapidement, pour insister sur un seul, sur lequel devra reposer tout le diagnostic, c'est l'examen des sécrétions utérines.

Le début de la tuberculose utérine a lieu quelquefois après une fausse couche (Derville, Henri Cooper) ou après un accouchement (Hofmann) (1). Mais le plus souvent c'est sans aucune cause connue qu'apparaissent les premiers symptômes, et d'une façon tout à fait insidieuse même chez des femmes qui n'ont eu ni enfants ni fausses couches (obs. VII de Derville).

Les troubles menstruels ouvrent généralement la scène : les règles deviennent *douloureuses* ou *irrégulières*. Ce dernier cas est le plus fréquent : on observe des femmes

(1) *Aertzliches Intelligenzblatt*, 1887, n. 3.

qui très régulièrement réglées jusque-là, voient survenir
un retard de quinze jours pendant deux ou trois mois,
puis l'aménorrhée complète (obs. VII de Derville); plus
rarement l'aménorrhée s'établit subitement (obs. III de
Derville), ou bien les règles persistent régulièrement (obs.
XXX de Brouardel). Souvent les troubles portent sur la
quantité de l'écoulement menstruel qui ne dure que
deux jours par exemple et avec peu d'abondance alors
qu'auparavant il se produisait abondamment pendant
cinq jours (obs. VIII de Derville). Enfin les *métrorrhagies*
au début de la tuberculose utérine ne sont pas très rares
qu'elles soient spontanées (obs. VI de Derville) ou consé-
cutives à une fausse couche (obs. V), et plusieurs exemples en sont rapportés dans la thèse de M. Brouardel
(un cas de Tyler Smith, deux cas de Kiwisch, et un cas
de Mᵐᵉ Boivin).

La *leucorrhée* a une importance énorme, et c'est elle
qui le plus souvent amène les malades consulter le médecin. En questionnant ces malades on apprend que depuis
un temps variable (de trois mois à un an au plus
pour les obs. de Derville) elles ont de la leucorrhée, alors
que jamais elles n'en avaient eu auparavant, ou bien
elles tiennent leurs flueurs blanches de longue date,
mais depuis quelques mois elles les ont vues se modifier d'aspect et de quantité. Cet écoulement est en
général très abondant, blanchâtre au début, et jaunâtre
un peu plus tard, mais ne s'accompagnant jamais de
douleur à la miction à moins de complications tuberculeuses des voies urinaires.

Des *démangeaisons vulvaires* parfois intenses (Siredey) (1) peuvent accompagner cette leucorrhée, mais elles n'ont rien de particulier dans la tuberculose.

Des *douleurs* d'abord vagues, et bientôt localisées dans le bas-ventre, dans les fosses iliaques, ou bien plus accusées dans la région lombo-sacrée avec irradiation dans les cuisses, apparaissent dès le début. — Ces douleurs sont parfois considérablement exagérées par les rapports sexuels qui deviennent très pénibles (obs. VII de Derville).

La santé générale se trouble et les malades accusent des palpitations, des troubles gastriques, un affaiblissement général, etc.

Jusqu'ici voilà bien le tableau de la métrite au début, mais au bout de quelques mois survient très souvent une complication que les malades accusent d'elles-mêmes et qui, disent-elles, les fatigue énormément et contribue à leur affaiblissement général, c'est la *toux*. Dans les observations de M. Derville, on voit des malades qui avaient les troubles génitaux que nous venons d'indiquer depuis trois, six, huit mois et même un an, au moment où elles ont commencé à tousser d'une toux sèche, survenue insensiblement et sans cause connue.

Dès lors, l'éveil est donné, la malade tousse en même temps qu'elle a des phénomènes de métrite, il faudra rechercher avec grand soin l'étiologie et la nature de cette lésion, et songer à la possibilité d'une infection bacillaire de l'organe utérin.

Le palper abdominal réveille de la douleur dans le

(1) Th. 1880, p. 123.

bas-ventre au-dessus du pubis, et surtout dans les fosses iliaques. Dans les cas de tuberculose généralisée de l'utérus, alors qu'il y a augmentation de volume de cette organe, le palper pourra faire apprécier le degré de dilatation. C'est ainsi que Guzzo (1) put suivre l'évolution graduelle d'un utérus tuberculeux qui d'abord gros comme au cinquième mois d'une grossesse, arrivait à l'ombilic l'année suivante. C'est là évidemment un cas exceptionnel, et on ne trouvera pas souvent des signes de dilatation aussi nets, mais il ne faudra pas négliger ce mode d'exploration qui pourra être très utile dans certains cas.

Au toucher on trouve habituellement le col dans sa position normale, volumineux et presque toujours ramolli. L'utérus souvent dévié est en général volumineux et douloureux. Ces deux derniers caractères sont beaucoup plus nets au palper bimanuel, qui permet en plus de se rendre bien compte de la mobilité de l'organe. Les culs-de-sac peuvent être libres, souples et indolores, mais souvent on y rencontre des brides, et si les annexes sont déjà envahies par la lésion on les trouvera empâtés et douloureux, en même temps que l'utérus est immobilisé.

Le toucher rectal pourra rendre des services, dans les cas de virginité par exemple, en permettant de reconnaître le volume et la sensibilité de l'utérus en même temps que l'état des annexes.

Le spéculum étant appliqué, on peut vérifier de visu

(1) *Loco cit.*

les caractères du col fournis par le toucher, son volume, sa coloration qui est généralement rouge violacé, et sur l'orifice du museau de tanche on trouve un mucus épais sur lequel nous avons à insister longuement, car là seulement nous trouvons le signe de certitude du diagnostic.

Leucorrhée. — L'écoulement leucorrhéique que très longtemps on a considéré comme un symptôme général, comme un signe de débilitation de l'organisme ou de cachexie, plutôt que comme un signe de lésion locale, prend ici une importance capitale.

Déjà dans les observations anciennes, quelques auteurs ont remarqué un écoulement vaginal spécial et ont pensé qu'il pourrait y avoir là un bon signe de diagnostic; c'est ainsi que Mme Boivin, Pelvet et Tyler Smith (obs. XXIII, XIV et XLIII de Brouardel) avaient décrit un écoulement vaginal jaunâtre, vert pistache.

Vers cette même époque, Pégot (1) rapportait à la Société anatomique l'observation d'une femme qui, atteinte d'aménorrhée quelques mois avant la mort et de violentes douleurs lombaires, se croyait enceinte. « Elle rendait, dit Pégot, par le vagin une matière blanche et comme purulente ». L'autopsie révéla un kyste tuberculeux de la trompe; en pressant sur cette tumeur le Prof. Bérard faisait écouler ce même liquide par l'utérus.

Mais là se bornaient les connaissances cliniques qu'on avait sur l'écoulement leucorrhéique dans la tuberculose

(1) *Bull. Soc. anat.*, 1834, p. 187.

génitale, et son importance diagnostique se trouvait bien restreinte. La découverte de la nature infectieuse de la tuberculose n'avait pas apporté de changement notable dans cette question jusqu'en 1883. A cette époque, M. Bab's examinant un cas d'ulcération tuberculeuse du vagin, trouve « dans les produits de la sécrétion « vaginale qui était particulièrement abondante et puru- « lente, un certain nombre de bacilles de la tubercu- « lose granuleux et agglomérés sous forme de petites « houppes, » et fait observer l'importance que peut avoir la découverte de ce bacille dans des cas de dia- gnostic difficile.

Depuis cette époque, différents auteurs ont fait des constatations semblables, entre autres MM. Schuchardt et Krause (2 cas), Wesener (2 cas), Koch, Coze et Simon, etc. Plus récemment, c'est la présence de ce bacille dans les sécrétions vaginales qui a permis à M. Derville de poursuivre ses recherches sur l' « infec- tion tuberculeuse par voie génitale chez la femme, » et d'arriver, grâce aux diagnostics précoces qu'il a pu faire, à une démonstration à peu près certaine de cette infec- tion dans un certain nombre de cas.

Le bacille de Koch a été constaté chez des animaux dans des observations semblables. « M. Nocard a observé, « dit M. Derville, deux vaches tuberculeuses chez les- « quelles il y avait, de temps à autre, par la vulve un « écoulement d'une matière filante, visqueuse. L'examen « histologique permit d'y reconnaître le bacille de Koch, « et le diagnostic *métrite tuberculeuse* fut vérifié par « l'autopsie. Le vagin dans les deux cas était intact. »

La présence du bacille de Koch dans les sécrétions génitales est donc aujourd'hui un fait démontré et c'est lui seul qu'on devra prendre pour signe de certitude dans le diagnostic de la tuberculose utérine. Mais il ne faudra pas oublier que le nombre des bacilles est en général très restreint dans ces sécrétions et que quand on voudra les rechercher, il faudra avoir à sa disposition un assez grand nombre de lamelles et les examiner toutes avec un soin minutieux. Ce sera quelquefois dans la troisième ou quatrième préparation seulement qu'on trouvera le bacille et si un premier examen reste infructueux, il ne faudra pas se hâter de conclure, mais recommencer quelques jours plus tard.

Ce n'est pas ici le lieu de discuter ou de rechercher si cette rareté des bacilles dans les sécrétions génitales de la femme résulte de ce que l'utérus est un mauvais milieu de culture pour ces micro-organismes, ou plus vraisemblablement de ce qu'ils sont trop dilués dans les mucosités utérines et vaginales ainsi que dans les produits d'inflammation qui résultent de leur présence dans les tissus. Cependant M. Derville fait remarquer que son obs. IV plaide en faveur de cette dernière hypothèse : dans ce cas-là en effet, il trouva un nombre considérable de bacilles tuberculeux dans le pus qu'il avait recueilli à la surface d'une ulcération sans mélange d'aucun autre liquide.

Quoi qu'il en soit de ces hypothèses, nous devons retenir le fait clinique et rester persuadés que la découverte du bacille tuberculeux sera toujours chose difficile et demandera beaucoup de soins et de patience. La constatation de bacilles nombreux dans une préparation sera un fait exceptionnel, et les cas où on n'en trouvera que 2 ou 3 seront les plus fréquents. « Souvent après avoir examiné « vainement plusieurs lamelles, dit M. Derville, nous « arrivions à trouver des bacilles dans l'une d'elles, et « encouragé par ce résultat, nous reprenions avec succès « l'examen des autres préparations. »

« Certainement il est arrivé maintes fois qu'on n'a pas « trouvé de bacilles dans une urine, parce qu'on s'était « découragé un peu vite, dit M. de Gennes. (1) » Cette réflexion qui avait trait à la recherche des bacilles dans la tuberculose vésicale, peut entièrement s'appliquer à la tuberculose génitale de la femme, et on peut répéter avec cet auteur qu'il faut chercher et chercher encore avant de déclarer qu'il n'y a pas de bacilles dans une sécrétion utérine.

Ce sont là des détails sur lesquels insiste longuement M. Derville, et que le clinicien a grand intérêt à connaître s'il ne veut pas s'exposer à une conclusion trop prompte quand il se trouvera en face d'un premier examen négatif. De plus cet auteur a signalé quelques précautions de technique pour éviter le plus de causes d'erreur possible dans la recherche du bacille dans ces conditions-là. Nous ne faisons que les énumérer :

1° Coloration par la méthode d'Ehrlich (procédé lent).

2° Plonger ensuite les lamelles dans l'alcool absolu pour décolorer les autres bacilles (celui du smegma par exemple) qui pourraient y exister, tandis que les bacilles tuberculeux resteront colorés (Cornil et Babès).

(1) *Ann. des mal. des org. génito-urinaires*, 1885, p. 521.

D.   5

3° Recueillir et examiner séparément les sécrétions vaginales d'une part, et celles que l'on voit sourdre dans l'orifice du museau de tanche d'autre part. Des pinces de Museux préalablement flambées, ou un agitateur en verre flambé sont les instruments les plus commodes pour recueillir les mucosités au niveau du museau de tanche.

4° Ne pas employer d'huile ni de vaseline pour graisser le spéculum quand on veut recueillir ces mucosités, mais plutôt une solution de bichlorure d'hydrargyre à 1/2000 qui favorise suffisamment l'introduction de l'instrument sans douleur. On évite ainsi les matières grasses qui gênent beaucoup l'examen des préparations.

Maintenant que nous connaissons les difficultés de la recherche du bacille dans les sécrétions utérines, les précautions que l'on doit apporter dans cette étude, et les écueils que l'on doit éviter, voyons avec quels signes physiques et sous quels aspects divers se présentent ces sécrétions.

Elles peuvent être *blanchâtres*, et absolument transparentes, mais le fait est assez rare. Les malades racontent qu'à une époque leurs pertes ont été blanchâtres, mais qu'elles sont devenues jaunâtres. Dans la majorité des cas qu'on observe, on constate en effet des mucosités épaisses, denses et d'une couleur *blanc jaunâtre*. Ce dernier caractère a la plus haute importance, car à un examen plus attentif on peut facilement reconnaître qu'elles sont formées de deux parties distinctes : une partie transparente, et une partie purulente jaunâtre. C'est là ce qui a été constaté dans la plupart des obs. de M. Derville qui ajoute :

« Ces parties jaunâtres nous ont paru renfermer plus
« fréquemment des bacilles que les parties transparentes,
« et ce sont celles que nous conseillons de choisir pour la
« recherche des bacilles ». M. le Prof. Cornil a décrit ce
même aspect en disant que la sécrétion de ces utérus
tuberculeux est épaisse, caillebotée, avec des grumeaux
opaques et caséeux. Et il en donne l'explication suivante :
« La muqueuse d'abord infiltrée, se mortifie ensuite tout
« à fait et sa surface subit une fragmentation moléculaire
« dont les particules se mêlent au pus et lui donnent son
« apparence grumeleuse. C'est dans ces grumeaux jaunâ-
« tres qu'on doit trouver le bacille (Cornil). »

La transparence et l'aspect blanchâtres de ces sécrétions au début de l'affection s'explique de la même façon :
à cette époque il n'y a que des lésions d'endométrite simple avec des granulations ou une infiltration tuberculeuse de la muqueuse, mais sans perte de substance. De
là, la transparence et l'absence des grumeaux qui ne
sauraient exister sans mortification de la muqueuse.
Dans ces cas de mucosités transparentes, M. Derville
conseille pour faciliter les recherches du bacille d'en
mettre une couche un peu plus épaisse sur les lamelles.

Si plusieurs examens répétés à quelques jours de distance et avec tous les soins que nous avons indiqués, ont
toujours donné des résultats négatifs, faut-il conclure à
la négation de la tuberculose? Cette conclusion semble
rationnelle de prime abord, mais elle serait certainement
téméraire, car les exemples ne sont pas rares, dans
l'histoire des tuberculoses locales, de productions patho.
logiques dans lesquelles l'examen histologique pratiqué

avec le plus grand soin n'a pu révéler en aucun point la présence de bacilles, et qui, inoculées à des cobayes ou des lapins, ont déterminé la mort de ces animaux par des lésions tuberculeuses non équivoques. M. Verneuil attirait encore l'attention sur ce point de pathologie générale dans une discussion récente à la Société de chirurgie (séance du 19 décembre 1888) sur la nature des grains riziformes : « Ce sont là, dit cet illustre maître, « des caractères habituels de tuberculose locale. Seules, « les inoculations donnent des résultats positifs ». Aussi l'importance du diagnostic est telle dans la question qui nous occupe, que, malgré plusieurs examens bacillaires négatifs, nous ne nous hâterons pas de rejeter la tuberculose et nous chercherons d'autres preuves négatives. Nous ensemencerons alors le liquide utérin sur des tubes de gélose glycérinée et de plus nous l'inoculerons dans la cavité péritonéale de cobayes, suivant en cela les conseils du Prof. Cornil. Si la sécrétion est bacillaire, le cobaye inoculé au péritoine aura parlé vers le 12e jour et attestera la présence du parasite par les granulations qui cribleront sa cavité abdominale et les viscères qu'elle renferme.

L'exploration directe de la cavité utérine après dilatation du col est encore un moyen d'investigation recommandé par M. Cornil, et qui, dans certains cas peut rendre les plus grands services. On peut rencontrer par exemple un utérus volumineux que l'on sent nettement au-dessus du pubis et sans écoulement caractéristique par le col, parfois même avec absence complète d'écoulement utérin. Ce type clinique se trouve réalisé dans le cas de tuberculose généralisée de la muqueuse, lorsque celle-ci étant à peu près complètement détruite et l'orifice interne du canal cervical étant oblitéré, une quantité quelquefois considérable de matière caséeuse s'accumule dans la cavité utérine et la dilate. Tels le cas de Biggo dans lequel l'utérus était gros comme une orange, celui de Debove où la cavité utérine atteignait le volume du poing, celui de Talamon avec un utérus triplé de volume, etc. Dans tous les cas de ce genre, l'écoulement faisant défaut, le diagnostic est excessivement difficile. Si dans ces conditions on dilate le col, on pourra recueillir le mucus épais, caillebotté et crémeux qui s'écoulera de la cavité ; dans certains cas ce sera un véritable magma caséeux, jaunâtre qu'on aura de la peine à extraire. On aura dans ce liquide ou ce magma quelques éléments possibles de diagnostic que révélera le microscope. Du reste on pourra compléter l'examen en pratiquant un *curetage d'exploration* et le fragment ramené par la curette examiné histologiquement dissipera tous les doutes. Cette petite opération n'a aucune espèce de gravité à condition qu'elle soit faite avec une petite curette et que l'on ait soin de recouvrir immédiatement le col par un pansement occlusif et antiseptique, un tampon d'ouate imbibé de glycérine boriquée par exemple. Nous avons vu pratiquer ce curetage d'exploration d'une façon systématique dans les endométrites fondales, fongueuses ou hémorrhagiques par M. le Dr Chéron, qui ne fait jamais un curetage de la cavité utérine sans avoir au préalable confirmé son diagnostic par cette petite manœuvre, et jamais nous n'avons vu le moindre accident. Nous avons souvent entendu ce savant gynécologiste insister sur les services que peut rendre cette petite opération et sur son innocuité absolue, puisqu'il n'a jamais vu le moindre accident depuis plus de 15 ans qu'il la pratique tous les jours soit dans sa clientèle, soit dans son service de Saint-Lazare.

Avant de terminer l'étude des signes locaux et l'exploration directe des organes génitaux, nous devons signaler une variété curieuse d'écoulement vaginal observé dans un cas par M. D. Mollière (1) : Il s'agissait d'une femme entrée à l'hôpital avec des signes de péritonite tuberculeuse à laquelle elle succomba rapidement. Cette malade perdait 4 ou 5 litres dans les 24 heures d'une sérosité coagulable qui avait déterminé dans le vagin la formation d'une énorme masse de fibrine coagulée. A l'autopsie on trouva le fond de l'utérus tapissé de granulations tuberculeuses. Nous rapportons simplement le fait ; sa rareté et le manque de détails cliniques ou histologiques ne nous permettent pas d'y insister davantage.

Dans le tableau clinique de la tuberculose utérine que nous venons de tracer, nous n'avons eu en vue que la tuberculose locale ou au moins primitive. Aussi ne nous sommes-nous occupé que des signes locaux et du diagnostic précoce de la lésion. Quant aux symptômes généraux, ils peuvent être nuls si on a la bonne fortune d'observer la malade assez tôt, mais le cas est très rare. « La tuber-
« culose génitale de la femme reste en effet rarement

(1) *Soc. des sciences méd. de Lyon* (Séance du 18 juillet 1888).

« isolée, dit Derville, et pour peu que l'on tarde à faire
« le diagnostic, une manifestation plus importante de la
« tuberculose, péritonite ou phtisie pulmonaire vient
« dominer la scène et attire l'attention. » C'est pourquoi
en pratique, au moment où on examinera les malades on
aura le plus souvent à compter avec l'état général. Aux
poumons on trouvera quelquefois des menaces ou des
traces de tuberculisation ; à l'abdomen une sensibilité
plus grande, un peu de tension et une diminution de souplesse, témoigneront de l'envahissement du péritoine par
le bacille. A une période plus avancée de la tuberculisation pulmonaire on pourra observer le *balancement*
des symptômes remarqué par Aran, ces *alternatives* de
poussées pelviennes et pulmonaires sur lesquelles insis-
tèrent plus tard Bernutz et Goupil, et qui peuvent s'expliquer par une sorte de dérivation, la fluxion du côté de
l'appareil génital modérant pendant quelque temps les
progrès de l'affection pulmonaire. Mais ce caractère est
loin d'être constant et on ne lui attribue plus aujourd'hui
son importance d'autrefois.

Du côté de l'appareil digestif on a pu observer des complications se développant sous l'influence de l'évolution
d'une tuberculose génitale. Nonat avait déjà observé ce
fait et décrit au cours de ces tuberculoses un syndrome
morbide qu'il appelait « *entérite glaireuse* » : Les malades éprouvent dans ces cas des coliques tantôt continuelles, tantôt irrégulières et paroxystiques, avec météo-
risme et sensibilité du ventre. Les garde-robes sont
rares, difficiles, précédées de souffrances aiguës et suivies
de pénibles épreintes. Elles sont constituées soit par du

mucus pur, soit par du mucus strié de sang, soit par
des matières stercorales en petites quantités recouvertes
ou mélangées de mucosités. Ce mucus peut être transparent, glaireux et analogue aux crachats bronchitiques,
ou bien épais, semblable à une fausse membrane à forme
cylindrique ou rubanée. M. Brouardel a pu contrôle
l'exactitude de cette description dans plusieurs cas de
tuberculose génitale et il relate notamment dans l'obs. 26
de sa thèse un cas dans lequel l'affection était caractérisée
par des mucosités et des glaires.

DIAGNOSTIC

Le diagnostic de la tuberculose utérine est toujours
difficile alors même que la lésion est déjà avancée dans
son évolution. « C'est en général à l'autopsie, dit
« M. Brouardel, qu'on a reconnu les lésions, et d'ordi-
« naire rien dans les symptômes n'avait attiré l'atten-
« tion du côté de l'appareil sexuel. »

Aujourd'hui cependant que l'attention a été attirée sur
la fréquence relative de la localisation de la tuberculos
à l'appareil génital de la femme, et que nous avons en
mains un signe de certitude de cette affection, on pourrait, croyons-nous, modifier la formule de M. Brouardel
et mettre la tuberculose utérine dans le domaine de la
clinique.

Au début, l'affection se présente avec les allures d'une
métrite ordinaire : mêmes sécrétions, mêmes modifications physiques de l'utérus, mêmes troubles mor-

bides, etc. On examine la malade et le diagnostic de métrite s'impose. Mais si dans les antécédents on trouve de l'hérédité tuberculeuse, ou de la scrofule dans l'enfance; si la malade a déjà eu une pleurésie, ou est sujette à des bronchites répétées; ou bien si elle présente un aspect général mauvais en désaccord avec la lésion locale qui est souvent minime à ce moment-là, il faudra songer à la possibilité de la tuberculose. Il faudra y songer bien davantage si la malade tousse depuis quelque temps et présente des signes morbides révélateurs d'une tuberculose pulmonaire au début. Enfin il ne faudra pas négliger d'interroger la malade sur l'état de santé de son mari, on pourra trouver là dans certains cas le soupçon qui ouvrira la voie du diagnostic. Une fois l'éveil donné sur la possibilité de la nature tuberculeuse de la métrite, on concentrera toute son attention sur l'examen local. Nous avons assez insisté sur la recherche du bacille dans les sécrétions utérines, sur l'expérimentation à la culture sur gélose glycérinée, sur l'inoculation aux cobayes et sur l'exploration directe de la cavité après dilatation du col, nous n'y reviendrons pas. Il nous suffira de rappeler que l'un ou l'autre de ces modes d'exploration seul ne devra jamais permettre de conclure dans le sens négatif.

Le *cancer du corps*, le *sarcome*, le *fibrome interstitiel* et le *polype muqueux* sont les seules affections utérines qui pourraient à un moment donné de leur évolution en imposer pour une métrite et qui doivent entrer en ligne de compte dans le diagnostic différentiel de la tuberculose utérine.

Le *cancer du corps* de l'utérus est le plus souvent

secondaire. Gusserow n'a pu en réunir que 66 cas de primitifs. M. Routier a eu l'occasion d'en opérer plusieurs cas au sujet desquels il a fait une intéressante communication au Congrès de chirurgie de 1888. Dans ces cas le début est généralement lent, mais a lieu sous forme de véritables crises douloureuses de métrorrhagies rebelles. Puis survient l'écoulement d'un liquide roussâtre et souvent putride. Le processus cancéreux est le plus souvent localisé vers le fond de l'utérus où il se manifeste, soit sous forme d'infiltration avec nodosités, soit sous forme de polype sous-muqueux ayant tendance à s'ulcérer. Aussi quand on explore l'utérus au début par le palper abdominal ou le palper bimanuel, on le trouve volumineux, lisse et régulier, mais au bout d'un certain temps, on constate que sa surface est irrégulière, parsemée de masses dures, grosses comme des noix ou des noisettes; le fond particulièrement peut être littéralement bourré de ces tumeurs. Du reste, c'est le plus souvent à des femmes âgées qu'on a affaire. Si ce tableau clinique ne suffit pas à le différencier on fera l'examen des sécrétions qui sera négatif, et on pratiquera le curettage d'exploration du fond de la cavité en ayant soin de détacher profondément les fongosités; l'examen histologique des produits retirés par la curette, éclaircira définitivement le diagnostic.

Le sarcome du corps de l'utérus, plus fréquent que le cancer, lui ressemble beaucoup au point de vue clinique. Les troubles fonctionnels sont les mêmes : métrorrhagies alternant avec un écoulement roussâtre, séreux et putride, etc. Les douleurs existent, mais rarement dès le début et sont moins vives et plus tardives que dans le cancer. Or dans la tuberculose utérine il n'existe pas de fortes douleurs, les métrorrhagies abondantes sont rares, et l'écoulement examiné au microscope a des caractères bien différents. Le sarcome se présentant sous forme de masses molles, fongueuses, végétantes, on excisera une de ces masses, dont l'examen histologique achèvera le diagnostic.

Certains cas de *fibrome interstitiel* ou *sous-muqueux* pourraient en imposer pour des métrites, et il faut compter avec eux dans le diagnostic de la tuberculose utérine. Mais ici plus que dans toute autre affection de cet organe, ce sont les métrorrhagies qui dominent la scène jusqu'à amener rapidement un état d'anémie prononcé. Dans l'intervalle de ces hémorrhagies, on peut observer souvent des pertes aqueuses, quelquefois considérables formant de véritables hydrorrhées de 200 à 500 grammes (de Sinéty). Ces deux sortes d'écoulement alternent. L'utérus est volumineux comme dans certains cas de tuberculose, il est vrai, mais il est plus dur; la dilatation du col ne produit aucune influence sur son volume, tandis que l'utérus tuberculeux déverse son contenu dans le vagin dès qu'on dilate son col. Enfin l'examen des sécrétions lèvera tous les doutes.

Les *polypes muqueux* du corps de l'utérus donnent aussi lieu à des hémorrhagies et à un écoulement muco-purulent. Les hémorrhagies sont généralement moins abondantes que celles qui sont causées par des corps fibreux, et ce caractère les rapproche des hémorrhagies qui dans la tuberculose utérine sont assez rares et peu abondantes. Mais ces polypes se pédiculisent et viennent

faire saillie entre les lèvres du col ; on reconnaîtra alors
facilement une petite tumeur rouge violacée qui tranche
sur la muqueuse rose pâle de la muqueuse cervicale.
« Lorsque la tumeur est encore contenue dans la cavité
« utérine, dit M. de Sinéty, il est presque impossible
« d'en affirmer l'existence sans recourir à la dilata-
« tion du col, qui permet au doigt d'explorer les divers
« points de la muqueuse. » On le voit, les troubles fonctionnels seuls pourraient un instant simuler la tuberculose, et l'exploration directe suffirait bientôt à lever les
doutes.

TRAITEMENT

Le traitement de la tuberculose utérine présente des
indications *générales* et des indications *locales* qui varient
selon le degré des lésions.

Le *traitement local* va nous être dicté par l'anatomie
pathologique que nous avons résumée au commencement
de ce chapitre et qui, en nous indiquant le siège des
lésions, nous fera choisir l'intervention qui pourra
atteindre la totalité du foyer morbide.

Nous ne faisons que signaler les *injections vaginales*,
qu'elles soient antiseptiques ou astringentes, au tannin
ou à l'alun, ou avec la décoction de feuilles de noyer, etc.
Elles n'agissent que sur le vagin et un peu sur le museau de tanche, et ne peuvent remplir que le rôle d'ad-
juvant en chassant les produits de l'écoulement utérin,
et en empêchant leur stagnation dans le vagin.

Les *cautérisations* de la cavité utérine que l'on emploie quelquefois dans les cas d'endométrite simple, soit avec le nitrate d'argent, soit avec l'acide chromique ou l'acide nitrique, ne nous paraissent pas devoir être conseillées dans les cas de tuberculose. Nous dirons la même chose des injections *intra-utérines* au sujet desquelles les auteurs sont très divisés même dans les cas d'endométrite simple.

Pour faire une ablation complète des foyers morbides dans l'utérus tuberculeux, nous n'avons que deux interventions chirurgicales : le *curetage* de la cavité et l'*hystérectomie totale*.

Le *curetage* trouvera son indication dans les cas que nous avons décrits avec M. Cornil sous le nom de tuberculose *limitée* du corps de l'utérus, c'est-à-dire à ces cas où l'on se trouve en présence des troubles organiques du début de la tuberculose utérine. A cette époque de son évolution on ne trouve qu'un nombre restreint de follicules tuberculeux, accompagnés de catarrhe utérin et d'endométrite totale. Qu'on ait affaire dans cette variété à une ulcération unique ou à plusieurs petites ulcérations, la lésion ne s'étend pas en profondeur, et M. Cornil a montré que dans deux cas de tuberculose limitée qu'il a pu examiner, le chorion muqueux tuberculisé en nappe au niveau de l'ulcération n'était mortifié que suivant une épaisseur d'un demi-millimètre. Aucune trace de tubercule dans les plans musculaires.

Il faudra donc se rappeler que la tuberculose *limitée* est caractérisée par un utérus très peu augmenté de volume, presque toujours douloureux, une leucorrhée qui ne dure

que depuis 2 ou 3 mois et a une couleur *blanchâtre* abs·o
lument transparente ou *blanc jaunâtre* depuis peu de temps
et avec prédominance de parties transparentes. Nous ne
saurions trop insister sur ce caractère de couleur blanc
jaunâtre, cet aspect grumeleux, qui peut à lui seul faire
connaitre à quel point de son évolution en est arrivée la
lésion, si on se rappelle que les grumeaux jaunâtres proviennent des débris de la muqueuse ulcérée.

Le *raclage* pratiqué dans ces cas devra porter sur toute
l'étendue de la muqueuse utérine, car les parties qui donnent la sensation de muqueuse saine peuvent contenir des
granulations. Nous n'insisterons pas sur la technique
opératoire : l'introduction de la curette n'offrira aucune
difficulté, la dilatation que l'on aura faite au préalable pour
le diagnostic ayant ouvert de larges voies ; du reste il
suffira d'employer de petites curettes de 4 à 5 millim. de
diamètre. On dirigera l'instrument successivement vers
tous les points de la muqueuse en faisant des mouvements
de raclage ; on insistera particulièrement sur les points
que l'on aura cru trouver ulcérés, jusqu'à ce qu'on éprouve
bien la sensation de résistance et de dureté du tissu fibro-
musculaire sous-jacent.

Une fois l'opération terminée, on procédera au nettoyage
et à une désinfection soignée de la cavité utérine. On
fera un lavage antiseptique à l'aide d'une sonde de Budin,
ou mieux avec celle de Doléris ou de Segond. Puis on
absorbera les débris de muqueuse qui pourraient encore
rester avec un tampon d'ouate hydrophile armé sur une
tige en bois, ou on les balaiera à l'extérieur à l'aide d'écou-
villons (Doléris), et on fera des attouchements sur toute

la surface cruentée avec une solution de *glycérine créosotée* au tiers. Cette solution nous semble devoir être préférée à la teinture d'iode ou au perchlorure de fer, pour les cas de lésions tuberculeuses.

Recommander les pansements antiseptiques, le repos au lit pendant quelques jours, et cette opération aura les suites les plus simples.

Faut-il abaisser l'utérus ? Cette manœuvre qui est pratiquée par bon nombre de chirurgiens quand ils veulent faire un curetage, dans les cas d'endométrite simple, nous semble devoir être absolument rejetée dans les cas de tuberculose utérine. Souvent en effet l'utérus est déjà un peu enclavé par des adhérences de péritonite ancienne, et alors même qu'il serait absolument libre, on ne doit pas oublier qu'on opère sur une femme tuberculeuse. Pour aussi anodine qu'elle paraisse, en effet, la manœuvre de l'abaissement de l'utérus détermine toujours quelques tiraillements, un traumatisme en un mot dans le tissu cellulaire du petit bassin, et on sait le rôle que jouent les traumatismes dans le réveil des infections et la localisation des colonies bacillaires dans un organisme infecté.

Enfin dans les jours qui suivront l'opération, on observera la malade avec le plus grand soin, et à la première apparition de nouvelles sécrétions, on se hâtera de les soumettre à l'examen microscopique. Si on n'y trouve pas de bacilles après plusieurs recherches minutieuses, on pourra espérer avoir fait une bonne opération. Il ne faudra pas manquer cependant d'avoir la malade en observation, et à la moindre tentative de récidive une intervention plus large serait nécessaire, et l'ablation totale de l'organe serait indiquée.

Du reste, il ne faut pas oublier que le curetage n'est indiqué que dans un nombre de cas de tuberculose utérine assez restreint et que chaque fois qu'on aura un doute sur l'étendue de la lésion et qu'on ne sera pas absolument sûr d'avoir affaire à une tuberculose récente limitée, mieux vaudra ne rien faire ou intervenir par l'hystérectomie totale, dont il nous reste à parler.

L'*hystérectomie totale* est rationnellement indiquée dans les cas où on a manifestement affaire à une tuberculose généralisée de l'utérus. Or nous avons vu que c'est la forme qui se présente le plus fréquemment en clinique et qui se reconnait au volume exagéré de l'organe, à la sécrétion très épaisse, caillebotée, fortement grumeleuse qui s'écoule par le col, etc. M. Cornil ayant pu examiner 5 cas de cette variété de lésions, a trouvé que dans la plupart de ces observations, la dégénérescence caséeuse infiltre la paroi dans une épaisseur de 2 millim. ; puis au-dessous existe une zone avec des cellules géantes en quantité considérable, et enfin les plans musculaires sont envahis par des follicules tuberculeux. En présence de pareilles lésions il faut s'abstenir ou pratiquer l'ablation totale, mais laisser de côté toute idée de chirurgie conservatrice.

Si on intervient, on choisira de préférence la voie vaginale surtout lorsqu'on se trouvera en présence d'un utérus assez mobile, avec des culs-de-sac libres, ne faisant pressentir aucune lésion du côté des annexes. En opérant par le vagin on crée des désordres moins graves, on ne touche

au péritoine que sur une étendue très restreinte, on res-
pecte les organes abdominaux qui ne subissent aucun
déplacement, en un mot on fait une opération moins désas-
treuse que par la voie abdominale, considération qui,
nous le répétons, doit toujours entrer en ligne de compte
dans une opération de tuberculose locale. Du reste, l'observation de M. Péan, comme nous l'avons dit plus haut,
fut une hystérectomie par la voie vaginale et les suites
opératoires ont toutes tourné au bénéfice de la malade.

L'hystérectomie totale par la voie abdominale semblerait trouver son indication dans les cas où en même
temps qu'une lésion utérine ou soupçonne des lésions
des annexes. Cependant, même dans ce cas, Wiedow
recommande la voie vaginale : « Les difficultés sont con-
« sidérables, dit-il ; les ligaments sont durs et inexten-
« sibles, l'utérus ne se laisse pas abaisser, il est presque
« impossible de porter les ligatures latérales assez loin
« pour être sûr d'enlever toutes les parties malades.
« Toutefois dans quelques cas l'opération est pratica-
« ble ».

Nous n'avons tenu compte jusqu'ici dans la question
du traitement que des cas où la lésion utérine est unique,
primitive, et où la tuberculose pulmonaire n'est pas
encore sûrement manifeste ; dans ces cas, en effet, l'indication est formelle, il faut enlever le foyer tuberculeux. Mais si on a affaire à un foyer secondaire chez une
femme atteinte de tuberculose pulmonaire, la question
est plus difficile à résoudre. On interviendra dans ces
cas-là si les autres localisations se modifient en bien ou

restent manifestement stationnaires, alors que la lésion utérine s'aggrave et a des tendances à l'extension. On interviendra encore si les lésions utérines dominent de beaucoup la scène, alors que les lésions pulmonaires sont encore peu avancées. Mais l'ablation sera contre-indiquée en présence d'altérations profondes des autres organes, d'un mauvais état général, ou d'adhérences très étendues.

Nous aurons à revenir sur ce point à propos des lésions tubo-ovariennes.

Enfin il ne faudra pas oublier le traitement général qui consistera en huile de foie de morue, créosote, arsenic, etc., en un mot le traitement de la tuberculose en général. Les cures thermales sulfureuses que nous avons indiquées au chapitre précédent trouveront aussi ici leur indication et auront les plus heureux effets, en nous permettant de prévenir les récidives dans la mesure du possible et de maintenir le bon état général.

CHAPITRE IV

TUBERCULOSE DES ANNEXES

De toutes les lésions tuberculeuses des organes génitaux, celle des *trompes* sont certainement les plus fréquentes. Sur les 72 observations de tuberculose génitale
publiées depuis la thèse de M. Vermeil (1880), nous
observons 64 cas de lésions des trompes : 19 fois elles
coïncident avec un utérus tuberculeux et 55 fois elles
sont isolées ou réunies à l'ovaire atteint de la même
lésion. Toujours elles sont accompagnées de pelvipéritonite plus ou moins étendue.

La *tuberculose miliaire aiguë* que nous avons vue se
manifester dans certains cas exceptionnels au niveau du
vagin et de l'utérus, n'a jamais été signalée aux trompes
d'une façon précise, à moins qu'on ne considère comme
telle l'éruption miliaire, qui, dans les cas de pelvipéritonite
tuberculeuse, siège sur la séreuse tubaire aussi bien que
sur tout le reste de la séreuse du petit bassin. Mais la
tuberculose miliaire aiguë des tuniques muqueuse et
musculeuse n'est relatée dans aucune observation, même
au cours de granulies aiguës. Ainsi, MM. Damaschino(1),
Vermeil (2), Quinquaud (3) ont rapporté des cas de
malades succombant à une tuberculose miliaire généra-

(1) In Th. GIRAUD, 1868, p. 72.
(2) Th. 1880, p. 89.
(3) In Th. de GIRAUD, 1868, p. 78.

lisée et à l'autopsie desquelles on trouvait des lésions tubaires tuberculeuses, mais sous forme de noyaux caséeux et non de granulations miliaires. Et chez ces malades dont les séreuses encéphalique, throracique et abdominale, et le poumon lui-même n'étaient le siège que de lésions récentes, la trompe était le seul organe atteint de lésions anciennes, de noyaux caséeux d'un volume variant entre celui d'un pois et celui d'une noix.

La forme *ulcéreuse* de la tuberculose génitale existe dans les trompes; les observations de Parrot (1), Liouville (2), Revilliod (3) et Quinquaud en sont des exemples très nets, mais elle est assez rare. Le processus pathologique des lésions est cependant absolument le même que dans l'utérus, et c'est la couche sous-muqueuse qui, au début est envahie par les granulations, l'épithélium restant généralement intact. Mais, tandis que dans l'utérus, nous avons vu cette infiltration du chorion muqueux évoluer rapidement vers la cavité de l'organe, donner lieu à des ulcérations très nettes et très bien caractérisées et laisser les couches musculaires assez longtemps indemnes, nous voyons au contraire dans les trompes cette même lésion respecter la surface épithéliale et pénétrer rapidement dans les couches musculaires pour donner lieu à une sorte de tuberculose interstitielle.

C'est donc une tuberculose que nous appellerons *interstitielle* qui est la forme la plus fréquente dans les trompes et qui est décrite dans tous les examens histologiques de

(1) In Th. de GIRAUD, 1868, p. 68.

(2) Soc. anat., 1873, p. 623.

(3) Loc. cit.

(4) Arch. de phys., novembre 1887, p. 651.

salpingites tuberculeuses publiés ces temps derniers, notamment par M. Cornil (1). Tantôt, la muqueuse présente à sa surface des végétations, des villosités hypertrophiées encore tapissées de cellules cylindriques avec leurs cils vibratiles, quelquefois de cellules modifiées en voie de transformation muqueuse et granuleuse (Cornil); dans l'épaisseur et vers la surface libre de ces végétations, on trouve des cellules géantes et de petits follicules tuberculeux ; dans la tunique musculaire existent aussi des follicules contenant des cellules géantes. Tantôt, au contraire, cette muqueuse est lisse ; les plis longitudinaux qu'elle présente normalement sont effacés, l'épithélium est considérablement modifié, mais la lésion principale siège encore dans le chorion muqueux et dans les couches musculaires où l'on trouve des follicules tuberculeux contenant des cellules géantes. Telles sont les lésions du début de la salpingite tuberculeuse. Puis elles progressent surtout dans la profondeur, la musculeuse est envahie par de grosses granulations, puis par des noyaux caséeux gros comme des pois, des noisettes, etc., à un point tel que la paroi se trouve en certains points détruite, transformée en produit caséeux. Si dans ces conditions-là la lésion se trouve limitée en un point, avec des productions tuberculeuses confluentes, la paroi est rapidement dégénérée et on voit se produire ces kystes caséeux, ces dilatations qui sont si fréquentes dans les salpingites tuberculeuses et qui, dans certains cas, ne sont reliées au canal tubaire que par un petit orifice.

(1) *Arch. de phys.*, novembre 1887, p. 551.

b) La *tuberculose des ovaires* fréquente pour Louis qui la trouvait chez 1/20 des phtisiques, est considérée comme très rare par Rokitanski. M. Brouardel et M. Vermeil concluent que les observations intitulées « tuberculose des ovaires » sont assez fréquentes, puisque dans les 94 observations compulsées par eux ils en ont noté 30 cas. Sur nos 72 observations nouvelles de tuberculose génitale, nous relevons 12 cas de lésions tuberculeuses des ovaires. « Mais les examens « histologiques manquent complètement, dit M. Brissaud (1), et je tiens de M. de Sinéty qu'il n'existe pas « au laboratoire du Collège de France une seule prépa-« ration microscopique établissant nettement l'envahis-« sement du tissu ovarien par un processus de tuber-« culose de fraiche date (1880). » Et, comme le fait remarquer M. Brissaud, cela tient à ce que dans l'ovaire tuberculeux tout y est caséifié. Quand un foyer caséeux apparaît dans un ovaire, il se produit autour de lui une inflammation, puis une suppuration et l'ovaire devient un kyste purulent ; et alors ni l'œil nu ni le microscope ne peuvent permettre d'affirmer la nature tuberculeuse de la lésion. Ou bien l'envahissement peut se faire par le péritoine, et le produit tuberculeux péritonéal refoulant les parties de la glande sous-jacentes, les entraine dans sa destruction quand surviennent la caséification et le ramollissement.

Il est donc le plus souvent impossible de découvrir le point de départ des lésions tuberculeuses de cet organe,

(1) *Arch. gén. de méd.*, 1880, p. 129.

puisqu'on se trouve en présence d'une destruction complète de son tissu. Mais nous devons cependant signaler des observations où on a constaté des granulations tuberculeuses des ovaires (Mayor), ou de petits noyaux caséeux parenchymateux gros comme des pois (Vermeil) (1).

Les lésions tuberculeuses des trompes et des ovaires réagissent rapidement sur le péritoine qui les recouvre, et, lorsqu'on examine macroscopiquement des annexes atteintes de ces lésions, on se trouve le plus souvent en face d'une tumeur comprenant la trompe et l'ovaire intimement unis par des adhérences péritonéales, et déplacés de leur situation normale. Cet accolement si intime des deux organes et l'impossibilité de diagnostiquer isolément les lésions de l'un ou de l'autre dans la majorité des cas, nous ont conduit à grouper leur étude clinique dans un même chapitre sous le titre d'*Annexes*. Ces annexes tuberculeuses se présentent généralement sous l'aspect suivant : les trompes enroulées autour de l'ovaire auquel elles adhèrent se sont déplacées, occupent le plus souvent le cul-de-sac recto-utérin, quelquefois verticalement les bords de l'utérus, et très exceptionnellement le cul-de-sac vésico-utérin. Dans quelques cas assez rares les trompes ont conservé leur position normale, et même dans une observation de M. Damaschino on voit les trompes dilatées, atteintes de lésions avancées, parfaitement libres et n'offrant aucune adhérence anormale. Les trompes peuvent être altérées dans toute

(1) Thèse, 1880, p. 92.

leur étendue, mais le plus souvent ce sont les deux tiers externes seuls qui sont atteints. Comme le fait remarquer M. Vermeil, c'est surtout dans les cas où l'utérus est sain que le tiers interne de la trompe reste rectiligne et sain. Les trompes sont *dilatées*, du volume d'un doigt, du pouce, et même d'un intestin grêle ; *sinueuses* au point de ressembler quelquefois à une circonvolution cérébrale. A l'œil nu on peut découvrir des granulations semi-transparentes ou jaunes à leur surface et dans la paroi musculaire. « Après l'ouverture longitudinale de « la trompe, on reconnaît que la partie épaissie montre « des îlots tuberculeux visibles le plus souvent à l'œil « nu, et qu'elle contient un liquide plus ou moins épais, « puriforme, caséeux, *grumeleux*, dont les caractères « sont les mêmes que ceux de la tuberculose du corps de « l'utérus » (Cornil). Dans quelques cas ce contenu est un véritable magma caséeux que certains auteurs ont comparé à du mastic de vitrier.

SYMPTOMES

La salpingo-ovarite tuberculeuse peut se présenter sous trois formes cliniques bien distinctes.

a) Dans une première forme, la malade accuse au début de la céphalalgie, de l'inappétence, quelquefois de la diarrhée, de l'abattement, de la fièvre, etc., en un mot un appareil symptomatique de maladie générale infectieuse. Puis, au bout de quelques jours les symptômes se dessinent d'une façon un peu plus nette et on porte le diagnostic de fièvre typhoïde, de pneumonie, de tuberculose miliaire aiguë, de péritonite ou de méningite selon que les phénomènes morbides principaux ont paru se localiser à l'intestin, aux poumons, au péritoine ou aux méninges. Mais tous ces cas ont un caractère commun, c'est que rien n'a attiré l'attention du côté des organes génitaux ; les phénomènes généraux (fièvre, pouls, température, vomissements, état gastrique mauvais, etc.) ont dominé la scène ; on en a cherché le point de départ dans une localisation variable sur différents organes, et à l'autopsie on est tout surpris de voir que tous ces organes ne sont le siège que de lésions récentes, et que la seule lésion tuberculeuse ancienne de l'organisme réside dans les trompes. C'est surtout chez les enfants qu'on observe ce mode d'évolution des lésions tuberculeuses tubo-ovariennes. Les observations de MM. Damaschino (1), L. Monod (2), Hérard (3), etc., en offrent des exemples très nets. Mais on peut aussi rencontrer une évolution semblable chez l'adulte : tel le cas de M. A. Cayla (4) dans lequel une malade de 22 ans, qui séjournait dans un service depuis 2 mois avec le diagnostic « *Hystérie* » et un état général excellent, est prise un jour de signes d'embarras gastrique très accentués. On porte le diagnostic de fièvre typhoïde. Douze jours après les phénomènes abdominaux étant prédominants, des vomissements verdâtres et de la diarrhée surviennent ; on diagnostique une péritonite. A l'autopsie (après 40 jours de maladie) on

(1) *Loc. cit.*
(2) *Soc. anal.*, déc. 1867, p. 690
(3) *Soc. anal.*, 1846, p. 365.
(4) *Soc. anal.*, mai 1881.

trouve une péritonite tuberculeuse avec des granulations tuberculeuses récentes en grand nombre, des *poumons* absolument *sains*, et un foyer caséeux dans les trompes.

Cette forme ne nous occupera pas longtemps au point de vue clinique, parce que le diagnostic en est à peu près impossible, et que la lésion tubo-ovarienne est toujours dans ces cas une surprise d'autopsie. Nous devions cependant la signaler et attirer l'attention sur ce point.

b) Dans une seconde forme la salpingo-ovarite tuberculeuse débute d'une façon *subaiguë*. Il y a une période prodromique à laquelle la malade n'attribue pas toujours une assez grande importance et qui se caractérise par des troubles menstruels (aménorrhée, règles douloureuses, irrégulières, etc.), une leucorrhée plus ou moins abondante dans l'intervalle des règles, des douleurs hypogastriques sourdes mais exagérées par la moindre fatigue, etc. Cette période peut durer 3 mois (Fernet), 11 mois (Sécheyron), un an (Vermeil), et pendant ce temps-là les malades ont parfois des exacerbations de douleurs qui les tiennent au lit 2 ou 3 jours, et qui s'améliorent par le repos. L'état général reste assez satisfaisant, la malade vaque à ses occupations, jusqu'à ce qu'un jour à la suite d'une grande fatigue, d'un voyage, d'un fort purgatif pris parce qu'elle se croit enceinte (Pelvet), etc., elle est prise de phénomènes aigus de pelvi-péritonite. Les douleurs hypogastriques deviennent atroces, le ventre est bientôt tendu et ballonné, très douloureux à la pression à sa partie inférieure; quelquefois même apparaissent quelques vomissements bilieux. C'est dans ces conditions que la malade se présente au médecin et à l'examen direct.

c) Enfin dans une troisième forme la salpingo-ovarite a un début absolument *chronique*. Les prodromes sont les mêmes que dans le cas précédent : mêmes troubles menstruels, même leucorrhée, mêmes douleurs hypogastriques, etc. Puis ces douleurs augmentent peu à peu, s'irradient dans les reins et vers les cuisses : la malade ne peut plus travailler, elle sent son ventre sensible du côté des fosses iliaques et elle vient trouver le médecin, n'ayant encore que peu ou pas de symptômes fébriles, mais accusant une diminution des forces souvent considérable.

A la *période d'état* ces deux dernières formes présentent une physionomie absolument différente :

1° Dans la forme *chronique*, le péritoine ne participe que très peu à la lésion ; aussi les douleurs à la pression sont modérées et l'exploration directe est facile. Au palper on peut sentir un ventre modérément tendu, douloureux à la pression mais d'une façon très peu accusée ; cette douleur n'est pas réveillée au niveau de l'utérus, mais sur un de ses côtés ou sur les deux côtés, selon que la salpingite est simple ou double, et principalement dans les fosses iliaques. Par un palper un peu profond, on perçoit une induration quelquefois diffuse, mais que souvent l'on circonscrit bien et qui peut occuper un peu l'hypogastre et surtout la fosse iliaque (Pelvet) ; cette tumeur est généralement bosselée, et peut remonter assez haut dans le flanc. La percussion révèle de la matité à son niveau. Au toucher, on trouve le col refoulé d'un côté, tandis que dans le cul-de-sac latéral du côté opposé en déprimant un peu fortement on sent une tumeur arrondie ou plus souvent bosselée et allongée transversalement (Chandelux). D'autres fois le col est immobilisé au centre du fond du vagin et forme là comme une sorte de clef de voûte, selon l'expression de M. Sécheyron, sur laquelle viennent rayonner à droite et à gauche des cordons indurés qui sont les bords inférieurs des ligaments larges ; les deux culs-de-sac latéraux sont dans ces cas chacun le siège d'une tumeur. Enfin dans certains cas le col est fortement refoulé en avant, appliqué contre le pubis, et derrière lui on sent une tumeur assez dure, bosselée, qui fait saillie dans le cul-de-sac postérieur et se prolonge dans l'un des culs-de-sac latéraux. Par le toucher et le palper combiné on arrive à une connaissance plus exacte des caractères de la tumeur ; par ce moyen on peut aussi se rendre un compte exact de sa situation, de son indépendance de l'utérus et de son degré de mobilité.

Enfin le toucher rectal pourra rendre les plus grands services, surtout dans les cas (et ce sont les plus fréquents) où la trompe malade est tombée dans le cul-de-sac de Douglas. On peut alors par ce moyen bien reconnaître l'état des lésions, parce que le doigt est en rapport intime avec la face postérieure de l'utérus, et que du côté des annexes il peut atteindre des parties plus élevées qu'en étant dans le vagin. « On sent alors, dit Siredey, qu'une « partie du bassin est remplie par une tumeur ; celle-ci « est indépendante de l'utérus, ainsi que le démontre un « sillon de séparation qui correspond à la limite externe « de l'utérus ; elle est arrondie sensiblement, du volume « d'un petit œuf, d'une pomme ou même plus grosse

« encore, est dure, *bien rarement fluctuante* quand même
« elle contient du pus. »

Il ne faut pas oublier en effet que dans la tuberculose
des annexes, le paquet formé par les organes lésés et
tombé dans le cul-de-sac recto-utérin, contracte dans sa
nouvelle situation de solides adhérences, et que les lésions
augmentant toujours, il n'est pas rare d'observer une
rupture des abcès caséeux des trompes et des ovaires. Il
se forme alors une poche purulente limitée par les adhérences, l'utérus, le rectum et les trompes, une véritable
péritonite enkystée limitée au cul-de-sac recto-utérin, et
souvent ce foyer se vide par le rectum. Deux observations de M. Vermeil (1), une de Pelvet, une de Dalché,
une de Seuvre (2), etc., en sont de très nets exemples.
Dans ce dernier cas, l'auteur insiste sur l'utilité du toucher rectal : « Le toucher vaginal permet de sentir dans
« le cul-de-sac postérieur une résistance mal limitée. Le
« toucher rectal fait mieux apprécier cette tuméfaction
« qui aplatit le rectum (Seuvre) ».

Enfin pour faire un examen complet, on n'oubliera
pas de rechercher le symptôme signalé par M. Routier (3) dans un cas de pyosalpingite, à savoir un suintement purulent utérin augmentant par la pression sur la
région ovarique. Ce signe qui suffirait à lui seul pour faire
faire le diagnostic est excessivement rare; nous devons
cependant rappeler qu'il a été signalé par Pégot (4)

(1 Th., 1880, p. 79 et 116.
(2) Th., 1874, p. 80.
(3) *Soc. de chir.*, oct. 1887.
(4) *Loc. cit.*

en 1831 dans un cas de tuberculose des trompes.

Après cet examen local aussi complet que possible on analysera soigneusement l'état des autres viscères, du poumon en particulier, et l'état général de la malade. On la trouvera souvent amaigrie, accusant un affaiblissement général, et des troubles gastro-intestinaux tels que diarrhée, alternatives de diarrhée et de constipation, ou quelquefois constipation énorme; la présence des annexes tuberculeuses dans le cul-de-sac de Douglas expliquent suffisamment ces troubles intestinaux.

2° Dans la forme *aiguë*, le mauvais état général domine et attire tout d'abord l'attention du clinicien. La malade est généralement pâle, amaigrie, avec des traits tirés et un visage blafard (Sécheyron); la peau est chaude, le pouls est fréquent, la température élevée, en un mot tous les signes d'une affection aiguë grave. Des nausées et des vomissements plus ou moins abondants complètent le tableau général. Les douleurs spontanées dans le ventre sont très vives, consistent surtout en élancements et s'irradient dans les reins et dans les cuisses sur le trajet du nerf crural.

L'examen direct est beaucoup plus difficile que dans la forme chronique à cause de la douleur excessive éprouvée par la malade au niveau du bas-ventre. Celui-ci est ballonné, très douloureux à la palpation. De prime abord la douleur est si aiguë qu'à peine la main a touché le ventre, il se produit une contraction réflexe des muscles de l'abdomen qui empêche tout examen. Cependant, si on procède avec douceur et délicatesse, et d'une façon progressive, on pourra arriver à percevoir une

sorte de plastron plus ou moins induré, à contours
diffus se prolongeant dans l'une des fosses iliaques avec
une espèce d'empâtement difficile à percevoir, qui semble
suivre la partie supérieure des ligaments larges. Rarement il est possible d'analyser plus nettement les caractères de cette intumescence.

Le toucher est douloureux; le vagin est généralement
chaud. L'utérus est immobilisé et dévié selon la position
de la tumeur tuberculeuse, comme dans la forme précédente. Les culs-de-sac ne sont pas le siège de tumeur
nette, mais ils sont effacés, très douloureux et empâtés.
Cet empâtement peut occuper un cul-de-sac latéral et
embrasser le col en forme de croissant (Fernet) (1), ou
bien il peut exister tout autour de l'utérus avec prédominance dans les ligaments larges (Dalché) (2).

En combinant le palper au toucher avec beaucoup de
douceur, on peut dans certains cas arriver à sentir une
tuméfaction profonde, mal limitée dans l'un des culs-de-
sac, se prolongeant vers le rebord de la fosse iliaque et
paraissant correspondre à l'empâtement perçu par la
paroi abdominale (Sécheyron) (3).

Il ressort de cette description que dans sa forme aiguë,
la salpingo-ovarite tuberculeuse est manifestement com-
pliquée de pelvi-péritonite, et que ce sont les symptômes
de cette dernière affection qui dominent. En sorte que
les lésions tubo-ovariennes sont très difficiles à diagnostiquer et il est dans la majorité des cas impossible de

(1) In Th. DERVILLE. Obs. I et II.
(2) Th., 1885.
(3) *Progrès médical*, mars 1887.

savoir quel a été le point de départ de l'empâtement qui remplit les culs-de-sac. Mais, hâtons-nous d'ajouter que sous l'influence d'un traitement approprié (repos au lit, onctions belladonées, cataplasmes, vésicatoires, opium, etc.), il n'est pas rare de voir les signes de l'inflammation péritonitique aiguë s'amender et permettre une exploration plus précise des annexes. Les observations de MM. Sécheyron, Dalché, Fernet, Courty, etc., nous en fournissent des exemples très nets. Au bout d'un temps variable (1 à 2 mois) ces auteurs ont vu les symptômes généraux s'amender, la péritonite rétrocéder, et les tumeurs tuberculeuses des annexes se présenter sous le même aspect que dans la forme chronique. C'est grâce à une amélioration de ce genre que M. Dalché put faire le diagnostic précis d'ovarite, chez une malade entrée à l'hôpital avec des phénomènes de pelvi-péritonite et frappée un peu plus tard de phlegmatia alba dolens des deux membres inférieurs. Toutes ces lésions s'amendèrent au point que 3 mois 1/2 après, on ne trouvait plus dans chaque fosse iliaque qu'une petite tumeur dure, arrondie, excessivement douloureuse. Nous n'allons cependant pas nous hâter de conclure de là que ces salpingo-ovarites guérissent par un traitement purement médical, car nous devons remarquer qu'après une ou plusieurs accalmies ayant succédé à des poussées aiguës, toutes ces malades succombent à une généralisation aiguë. C'est ainsi que la malade de M. Dalché succombe à une méningite tuberculeuse, celles de Courty et Sécheyron à des péritonites suraiguës. Nous reviendrons sur ce point à propos du traitement.

A côté de cet amendement progressif des phénomènes aigus de pelvi-péritonite, nous devons signaler un autre mode de rétrocession des phénomènes morbides ; c'est l'ouverture des foyers purulents dans les organes voisins et l'évacuation spontanée de leurs produits. MM. Pelvet, Seuvre, Vermeil ont vu leurs malades rendre par l'anus des « flots de pus » (Seuvre) et en même temps la tumeur diminuer, et les phénomènes généraux s'amender. M. Fernet cite un cas dans lequel la tumeur s'est affaissée après évacuations d'une quantité considérable de pus mélangé aux urines, et un autre après écoulement subit de liquide purulent par le vagin. Dans tous ces cas une rémission notable a succédé à l'évacuation du foyer : on a vu les tumeurs diminuer, les douleurs disparaître, l'utérus redevenir mobile, et l'état fébrile diminuer ou même disparaître momentanément. L'oblitération de ces fistules ramène des phénomènes douloureux, et dans un cas de M. Fernet, on voyait la fistule vaginale se fermer et aussitôt après des douleurs à l'hypogastre, et une augmentation de volume de la tumeur se produire ; puis nouvelle ouverture de la fistule et nouvelle amélioration.

Il ne faut pas cependant compter sur ces améliorations pour essayer de formuler un diagnostic, car dans la grande majorité des cas les malades succombent à l'extension de leur pelvi-péritonite ou à la généralisation des lésions bacillaires. Aussi doit-on compléter avec le plus grand soin les éléments du diagnostic par l'exploration des autres viscères, la recherche des antécédents soit héréditaires soit personnels, et un interrogatoire minutieux sur le début et l'évolution de la maladie. On trouvera là dans certains cas de précieux renseignements qui met- tront sur la voie du diagnostic.

DIAGNOSTIC

Les inflammations péri-utérines sont généralement groupées sous trois chefs et décrites par les auteurs sous les noms de *phlegmon péri-utérin, phlegmon du ligament large* et *pelvi-péritonite*. Chacune de ces affections peut revêtir une forme aiguë et une forme chronique, et peut simuler, à un moment donné de son évolution, une sal- pingo-ovarite tuberculeuse soit aiguë soit chronique.

Le *phlegmon péri-utérin*, nié autrefois par Bernutz, puis décrit par Nonat et Gallard (1), tend aujourd'hui à retomber dans le domaine des exceptions. MM. Terrier, Routier et Terrillon dans les discussions récentes sur les salpingites à la Société de chirurgie ont presque nié l'exis- tence de ces adéno-phlegmons, et M. le Prof. Trélat, dans une période de 6 années, n'a pu en observer que 2 cas, sous forme de paramétrite suppurée à la suite de fausse couche. M. Lucas-Championnière à peu près seul soutient la fréquence de cette affection. Il faut donc, dans le dia- gnostic différentiel de la salpingo-ovarite tuberculeuse, avoir bien présent à l'esprit que cet adéno-phlegmon est très rare et qu'il est toujours consécutif à une fausse couche, ou à une autre infection utérine quelconque. Dans les cas de lésions tuberculeuses des trompes, au contraire, on voit rarement des lésions utérines être le

(1) Th., 1855.

point de départ de l'affection. Dans les deux cas on constate une tumeur plus ou moins limitée dans l'un des culs-de-sac, bosselée et douloureuse; mais on dit que dans l'adéno-phlegmon cette tumeur occupe la base même des ligaments. Ce signe n'aura pas ici une grande importance, si on se rappelle que dans la tuberculose la masse salpingienne tombe très souvent dans le cul-de-sac postérieur. Dans un cas d'adéno-phlegmon, M. Fernet en combinant le palper au toucher a pu constater « une tu-
« meur dure, à surface inégale et bosselée, paraissant
« constituée par une agglomération de gros noyaux
« marronnés que l'on sent surtout d'une façon nette au
« niveau du cul-de-sac » (obs. II de Derville). Enfin si la lésion n'aboutissait pas à suppuration et rétrocédait, on pourrait voir peu à peu la tumeur diminuer pour disparaître, et laisser percevoir les ganglions distincts les uns des autres (Lavie)(1). Mais ce sont là des signes sur lesquels on ne peut pas compter, car le plus souvent ce phlegmon se confond cliniquement avec celui du ligament large et prend des caractères d'extension.

Le *phlegmon du ligament large*, ou adéno-plegmon juxta-pubien (A. Guérin) succède aussi très souvent à un accouchement, quelquefois à une métrite. Le début a des allures bâtardes : après des phénomènes sourds de douleurs dans le bassin, de la pesanteur dans le bas-ventre, on voit peu à peu survenir du malaise, de l'inappétence, un peu de fièvre, etc. Mais rarement on observe un début brusque avec frissons, fièvre intense, etc.,

(1) Th., 1888. *Des salpingites.*

comme dans les cas de salpingites tuberculeuses aiguës succédant à des lésions chroniques. Du reste au bout de peu de jours on peut constater au-dessus de l'arcade pubienne une plaque dure, résistante, siégeant à la partie profonde de la paroi abdominale, pouvant remonter jusqu'à l'ombilic et plongeant dans le petit bassin. C'est le *plastron abdominal* de Chomel. De plus les culs-de-sac vaginaux sont le siège d'un empâtement œdémateux beaucoup plus accusé que dans la salpingite ; rarement on y perçoit une tumeur aussi nette que dans ce dernier cas. Enfin les adéno-phlegmons juxta-pubiens, comme les précédents, semblent devenir de plus en plus rares à mesure que s'éclaircit l'histoire des salpingites, et il faudra être réservé à leur sujet. « Il n'est pas besoin de « constater l'écoulement du pus par l'orifice utérin pour « dire salpingite, dit à juste titre M. Routier. Je crois, « au contraire, qu'il faut dire salpingo-ovarite toutes « les fois qu'on aurait dit phlegmon du ligament large « ou pelvi-péritonite. »

La *pelvi-péritonite* peut simuler d'autant mieux la tuberculose salpingienne que, comme celle-ci, elle occupe le plus souvent le cul-de-sac postérieur, sous forme de tumeur lisse ou irrégulière, sans limites précises, souvent chaude et douloureuse. Le diagnostic sera encore plus difficile lorsque la pelvi-péritonite se sera enkystée et aura formé un foyer purulent dans le cul-de-sac de Douglas avec rénitence, parfois même fluctuation. Enfin il y a des cas où la pelvi-péritonite aiguë est venue se greffer sur une lésion tuberculeuse ancienne des annexes (salpingo-ovarite tub. aiguë). et dans lesquels il est difficile de déterminer la part qui revient à chacune des lésions.

L'*hématocèle rétro-utérine* par son siège et l'aspect de sa tumeur rappelle de très près la tuberculose des annexes à une certaine période : col porté en avant dans les deux cas, tumeur remplissant le cul-de-sac postérieur, sans limites précises en haut, de consistance variable, etc. Le début permettra dans la plupart des cas de faire le diagnostic ; suppression brusque des règles, développement rapide de la tumeur, etc., sont des signes d'hématocèle plutôt que de salpingite.

Un *fibro-myome utérin* sous-péritonéal situé en arrière de l'organe ou sur les côtés ; la *rétroflexion utérine* avec la dysménorrhée, les douleurs vives, la constipation qui l'accompagnent souvent, pourraient en imposer parfois pour une salpingo-ovarite tuberculeuse. Mais le toucher vaginal et rectal, ou le palper bimanuel feront rapidement reconnaître que la tumeur qui, dans ces cas-là, occupe le cul-de-sac postérieur fait partie de l'utérus.

Dans certains cas la salpingo-ovarite tuberculeuse se développe d'une façon tellement insidieuse et lente qu'aucune réaction inflammatoire ne se manifeste, la malade n'éprouve pas de douleur et elle ne vient consulter le médecin que quand elle est gênée par le volume de sa tumeur. C'est dans ce cas-là, qu'en présence de l'évolution absolument indolente de la tumeur et des signes physiques qu'elle fournit, on diagnostique un *kyste de l'ovaire*. C'est à la suite d'une erreur de diagnostic de ce genre que MM. Münster, Homans, et Jeannel furent amenés à pratiquer la laparotomie dans des cas de salpingite tuberculeuse. Dans l'observation de M. Jeannel, la

tumeur remontait au-dessus de l'ombilic ayant le volume
d'un utérus gravide de sept mois, fluctuante, régulière,
ovoïde, à petite extrémité plongeant dans le bassin,
mate, etc. Mais presque toujours dans les cas de tuberculose salpingienne il y a eu dans le cours de l'évolution
de l'affection de la fièvre vespérale et une ou plusieurs
poussées aiguës de pelvi-péritonite dont il faudra tenir
le plus grand compte, et ce fait existait notamment dans
le cas de Jeannel.

Si la confusion est possible avec un kyste simple de
l'ovaire, elle sera inévitable avec un *kyste dermoïde sup-
puré* de cet organe ; l'observation de MM. Trélat et Terrier (1) en est un exemple frappant.

Enfin la *grossesse tubaire* à sa première période peut
présenter tous les caractères d'une salpingite. Seuls les
signes de grossesse tels que modification des seins,
troubles digestifs, troubles nerveux, etc., permettront de
la différencier. Puis au commencement du 5e mois le diagnostic est facilité par les signes de certitude qui apparaissent.

On le voit par ce court résumé le diagnostic de la salpingite est déjà bien difficile, presque impossible dans
certains cas ; mais les difficultés ne font que s'accroître
quand il s'agit de diagnostiquer la nature tuberculeuse
de la lésion. Les recherches les plus minutieuses dans
les antécédents héréditaires ou personnels ; la scrofule
dans l'enfance, des affections péritonitiques antérieures, la prédisposition aux rhumes l'hiver ou aux autres

affections des voies respiratoires, des otorrhées chroniques, etc., donneront l'éveil sur la nature tuberculeuse
possible de la lésion. L'état général mauvais en désaccord
souvent avec de minimes lésions, la leucorrhée abondante et d'aspect particulier un peu grumeleux, les douleurs à l'hypogastre sourdes, à marche lente, mais paroxystiques, avec des inégalités subites, des douleurs
que les Allemands appellent *spasmodiques* (krampfar-
tige) plaideront en faveur de la tuberculose. Ce dernier
caractère des douleurs est signalé dans toutes les observations d'Hégar. Enfin l'examen histologique des sécrétions purulentes que l'on voit souvent suinter à l'orifice
du museau de tanche (Hégar), devra être fait avec le
plus grand soin et si on y decouvre le bacille de Koch, le
diagnostic sera certain.

Si au moment où on observe la malade, il y a déjà des
manifestations pulmonaires, on pourra constater les
alternatives de poussées pelviennes et pulmonaires,
Mais il ne faut pas considérer ce symptôme comme constant ; son absence est plutôt la règle, et l'observation de
M. Séchoyron nous en fournit un exemple : « Le dia-
« gnostic a été égaré par l'état fébrile, les vomissements,
« douleur, ballonnement, etc., et surtout par l'absence
« des alternatives de poussées pelviennes et pulmo-
« naires ».

Le plus souvent, il faut bien le dire avec M. Lucas-
Championnière (1), le diagnostic précis n'est pas possible, et ce qu'il faut diagnostiquer, c'est l'utilité d'une

(1) *Soc. de chir.*, décembre 1888.

intervention chirurgicale, ou au contraire sa contre-indication.

Le traitement de la salpingo-ovarite tuberculeuse peut être *médical* ou *chirurgical*.

1° Le *traitement médical* au moment des poussées aiguës est celui de toutes les inflammations pelviennes à l'état d'acuité. Il s'adresse alors plutôt à la pelvi-péritonite qu'à la lésion salpingienne elle-même, et doit être antiphlogistique : le repos absolu au lit, les émissions sanguines locales à l'aide de sangsues, si les forces de la malade le permettent, les grands cataplasmes et l'opium à l'intérieur seront des moyens très utilement employés. La *glace maintenue en permanence* sur le ventre dans une vessie qu'on aura soin de séparer des téguments par un morceau de flanelle pour éviter les eschares cutanées, peut avoir une bonne influence et diminuer l'inflammation. De grands *bains prolongés* d'une heure, ou mieux des *irrigations* vaginales *chaudes* sont des moyens recommandables. Les *vésicatoires* seront réservés aux cas où les phénomènes ne seront pas très aigus et ne feront pas nécessairement craindre la suppuration.

Lorsque les douleurs sont très aiguës, on peut avoir recours aux injections de morphine et aux lavements de chloral; M. Dorville emploie aussi des injections vaginales tièdes avec une solution de chloral à 1 p. 100. Enfin on doit éviter la constipation qui augmenterait la congestion pelvienne, et recourir aux laxatifs légers.

Lorsque la période aiguë est terminée, que la pelvi-péritonite a évolué sans suppuration, on peut encore avoir recours au traitement médical. Contre l'empâtement, les adhérences et les indurations, les vésicatoires répétés, les pointes de feu sur l'hypogastre, les injections vaginales chaudes prolongées peuvent être employés. C'est là du reste le seul traitement que l'on était autorisé à prescrire il y a quelques années encore. Mais l'on voit alors des malades en puissance de tuberculose pulmonaire au début, et qui auraient besoin de grand air et d'exercice, condamnées à un repos au lit prolongé pendant plusieurs mois par le fait d'un foyer tuberculeux des annexes. Au bout d'un temps variable, mais toujours long, survient quelquefois une amélioration, les malades se lèvent, et quoique souffrant encore dans le bas-ventre elles sortent de l'hôpital. Elles continuent à souffrir et ne peuvent vaquer que péniblement à leurs occupations ou à leur métier, jusqu'au jour où une nouvelle poussée aiguë (survenue à l'occasion de rapports sexuels, de l'époque menstruelle ou d'un traitement local imprudent) les ramène à l'hôpital. Et pendant ce temps la tuberculose pulmonaire progresse, ne pouvant être traitée d'une façon rationnelle, les forces diminuent et l'état général devient mauvais. Tel est l'évolution clinique que l'on peut voir chaque jour dans les hôpitaux, et que nous nous rappelons avoir observée souvent à la crèche de l'hôpital Tenon, dans le service de notre excellent maître M. Landouzy, chez des accouchées bacillaires, qui, à l'occasion de leur accouchement, faisaient un foyer tuberculeux au niveau des annexes, d'abord aigu puis passant à l'état chronique et retenant les malades au lit pendant plusieurs mois. C'est dans des cas de ce genre que nous croyons pouvoir dire avec M. Routier : « Il y a mieux à faire qu'à se contenter du repos, des « vésicatoires et autres révulsifs. Ce traitement est du « ressort de la chirurgie abdominale. »

2° Le *traitement chirurgical* des salpingo-ovarites tuberculeuses peut être un traitement *palliatif* ou un traitement *curatif*.

Le traitement *palliatif* consiste en une simple ouverture soit par le vagin, soit par la paroi abdominale, des tumeurs tuberculeuses, suivie de lavage et de drainage, dans certains cas même de raclage de la poche. Le Prof. Hégar (de Fribourg) préconise dans certains cas de tumeur caséeuse des trompes l'incision (voie vaginale ou voie abdominale), avec un bon drainage et un tamponnement de la cavité avec de la gaze iodoformée. L'amélioration qui suit cette intervention est souvent très manifeste et peut simuler une guérison complète. Il se passe dans ce cas quelque chose d'analogue à ce qu'a observé M. Fernet (obs. I de Derville) dans le cas où il a vu le foyer tuberculeux s'ouvrir par le vagin spontanément, puis après des alternatives d'oblitération et d'ouverture du trajet, la guérison s'est produite, ne laissant percevoir qu'un peu d'empâtement dans le cul-de-sac. Tous les chirurgiens ont eu à intervenir dans des cas de ce genre et ont généralement obtenu une amélioration notable de l'état général. Nous n'en citerons pour preuve que ce que nous écrivait récemment M. Laroyenne (de Lyon) : « Je me souviens avoir ouvert

« par le vagin trois fois des collections purulentes du
« petit bassin chez des femmes phtisiques. Elles ont
« quitté l'hôpital avec une amélioration très notable de
« leurs douleurs pelviennes. »

Le traitement *curatif* de la salpingo-ovarite tuberculeuse, est la *salpingotomie avec castration*. Cette intervention a été tentée en 1883 pour la première fois sur des
lésions tuberculeuses des annexes par von Mandach.
Mais c'est le Prof. Hégar (de Fribourg) qui, de parti pris,
le diagnostic précis de tuberculose étant posé, a opéré
le plus grand nombre de malades de cette affection. « La
technique de la salpingotomie et de la castration dans
es cas de lésions tuberculeuses, dit-il, ne présente pas
beaucoup de particularités ».

Le premier temps est celui de l'ovariotomie : incision
médiane, couche par couche, de manière à pouvoir intro-
duire deux ou trois doigts dans la cavité péritonéale.
Hémostase soignée. Incision du péritoine.

Dans un 2e temps les anses intestinales et l'épiploon
qui se présentent dans la plaie sont refoulés en haut au
moyen d'une éponge (Terrillon).

Très souvent on rencontre des adhérences de péritonite simple ou tuberculeuse qui compliquent ce deu-
xième temps et qui sont quelquefois très longues et très
difficiles à détacher (Routier, Hégar). M. Routier fait
remarquer que ces adhérences péritonitiques ne sont
que la conséquence des lésions des annexes, et que dès
lors plus l'intervention sera tardive, plus elles apporte-
ront d'obstacles à la décortication des ovaires et des
trompes.

Puis arrive le 3ᵉ temps dans lequel le chirurgien introduit l'index et le médius de la main gauche dans le petit bassin et va à la recherche de l'utérus qui doit servir de guide. De chaque côté les doigts peuvent explorer la trompe et l'ovaire (Emmet), reconnaître la tumeur bosselée, fluctuante ou dure, occupant un des côtés de l'utérus. M. Hégar insiste sur les adhérences nombreuses que présente une trompe tuberculeuse et la nécessité d'opérer *très lentement* dans son décollement en ayant soin de commencer par la face libre de la tumeur. « Dans un cas, malgré toute la patience et toutes les précautions qu'il prit, il ne put arriver à rompre les adhérences de la tumeur avec l'utérus sur une étendue de 3 centim. de diamètre. Dans ses tentatives de décollement il eut une hémorrhagie assez considérable, dut appliquer des ligatures et suturer les bords de la tumeur à la paroi abdominale, selon sa méthode extra-péritonéale de myomotomie. Le kyste s'était rompu et avait laissé écouler dans la cavité abdominale un dépôt caséeux. Un drain fut placé dans le cul-de-sac postérieur, et la plaie remplie avec un tampon iodoformé qu'on enleva au bout de deux jours. »

La tumeur salpingo-ovarienne étant libérée et attirée au dehors à l'aide d'un ténaculum ou d'une forte pince (Emmet), pendant qu'un aide déprime les bords de la plaie abdominale, on fait passer une anse de fil au centre du ligament large, en ayant soin d'éviter les vaisseaux. La plupart des auteurs insistent sur l'importance d'une bonne ligature ; c'est ainsi que, soit qu'il emploie la ligature en chaine, soit qu'il ait recours au nœud de Lawson Tait,

M. Terrillon (1) ajoute toujours une ligature simple. « Il ne faut pas perdre de vue en effet, dit M. Routier, qu'on a affaire à une membrane large ; ce n'est que par artifice et par force qu'on en fait un pédicule ; dès que les parties à enlever sont détachées, la membrane tend à reprendre sa place, à se déplisser ; elle peut glisser facilement sous le fil ; rien ne l'arrête quand on fait la section avec un instrument tranchant comme le bistouri ou le ciseau. » Couper ensuite la trompe aussi près que possible de la ligature, mais en laissant suffisamment de tissus pour que celle-ci ne glisse pas. Faire une cautérisation soignée au thermocautère de la lumière du canal tubaire dans la portion qui reste adhérente à l'utérus (Routier, Terrillon), saupoudrer le pédicule d'iodoforme (Hégar) et l'abandonner dans la cavité abdominale. Le thermo-cautère a la propriété de stériliser la surface de coupe, celle de faire l'hémostase par lui-même, et aussi de souder ensemble instantanément tous les plis de membrane ou de tissus pris par la ligature, de sorte qu'il se forme de suite comme un champignon dont les bords débordent le fil de la ligature et empêchent ainsi que celui-ci ne dérape. (Routier.)

Hégar emploie cette méthode intra-péritonéale quand il ne touche pas à l'utérus, mais dans un cas où il dut apposer une double ligature sur la corne utérine elle-même, comme l'avait fait Kaltenbach dans une salpingotomie semblable, il préféra employer la méthode extra-péritonéale avec drainage par la cavité utérine. Si les

(1) *Soc. de chir.*, 26 décembre 1888.

adhérences des ligaments larges sont trop épaisses la ligature élastique est bien préférable à la soie (Hégar).

La rupture de la tumeur dans la cavité abdominale est une complication qu'on doit chercher à éviter soigneusement. Emmet conseille de ponctionner la trompe avant d'essayer de rompre les adhérences, pour ne pas s'exposer à cet accident. Si on n'a pas pu prévenir cette rupture de la trompe, il faut faire une toilette complète du péritoine, surtout dans le cul-de-sac de Douglas (Emmet, Lawson Tait). Savage ne lave pas le péritoine, mais l'éponge avec soin, et place un tube à drainage.

Cette question du drainage est importante pour ce qui concerne les salpingites tuberculeuses : si les adhérences sont faibles et si la trompe est facilement libérée, on peut à la rigueur se dispenser de drain, mais si on a eu affaire à des adhérences très épaisses qui ont rendu l'opération longue et difficile et surtout si la tumeur s'est déchirée il est absolument nécessaire de drainer. Il n'est pas rare en effet dans ces cas graves de voir un abcès se reformer dans le cul-de-sac de Douglas et il est nécessaire que ce nouveau foyer puisse s'évacuer immédiatement (Jeannel) ou même être l'objet de lavages antiseptiques. « Je suis convaincu que si j'avais drainé le péritoine déjà si malade dans le cas de mon obs. VIII (c'était une salpingite tuberculeuse), cette femme n'aurait pas eu cet abcès consécutif, dit M. Routier. » Nous souscrivons entièrement à cette opinion et nous la croyons vraie surtout en ce qui concerne les lésions tuberculeuses tubo-ovariennes, persuadé du reste avec M. Routier que jamais un drain propre n'a causé de suppuration.

Nous avons réuni 24 observations de salpingite tuber-culeuse dans lesquelles on est intervenu par la laparotomie :

3 *fois* on s'est borné à une laparotomie exploratrice et les malades ont bénéficié de cette intervention : une est guérie (Hégar), une améliorée (Chandelux), et une stationnaire (Spœth).

4 *fois* (Kötschau, Spœth, Weststone et Jeannel) ou s'est trouvé en présence de tumeurs très volumineuses, avec des adhérences énormes, rendant l'opération très longue et d'une difficulté considérable.

1 survie de 4 mois (Jeannel).
1 survie de 3 mois (Spœth).
1 survie de 5 semaines (Weststone).
1 mort le lendemain (Kötschau).

Dans ce dernier cas, quand on tira sur la tumeur, on en vit sortir du pus, on interrompit l'opération et le lendemain la malade était morte!

Enfin dans 17 cas, l'opération s'étant faite dans de bonnes conditions (lésion peu avancée, état général bon, etc.), nous notons les résultats suivants :

1 cas de bonne santé au bout de 1 an.
1 cas de bonne santé au bout de 5 mois, perdue de vue depuis.
1 bien portante, rien aux poumons 5 ans après.
1 bien portante 2 ans 1/2, puis tuberculeuse pulmo-monaire.
1 bien portante 2 ans. Mort par phtisie.
1 bien portante au bout de 3 ans.

1 récidive de péritonite tuberculeuse après 2 ans de bonne santé.

10 cas n'ont pu être suivis ou sont opérés trop récemment.

1 cas de mort au 6ᵉ jour de péritonite septique (tumeur s'était déchirée).

Dans tous les cas la convalescence a été assez rapide, sans complication, et l'état général s'est considérablement amélioré aussitôt après l'opération.

Nous n'ajouterons pas de longs commentaires à cette statistique. Elle nous présente un nombre de cas trop restreint pour en déduire un jugement définitif, et surtout parmi ces faits il y en a beaucoup trop de récents ou qui n'ont pu être suivis et complétés. Cependant il semble ressortir de cet aperçu général quelques considérations touchant les indications et les contre-indications de la salpingotomie dans les cas de lésions tuberculeuses :

Tout d'abord cette opération radicale dans des cas de lésions primitives des annexes peut rendre de grands services. Exemple l'obs. II du Prof. Hégar : femme qui gardait le lit depuis 1 an 1/2 et qui, aujourd'hui, 5 ans après l'opération, n'a rien aux poumons, se porte bien ;

Même dans les cas où il y a simultanément lésions pulmonaires, si celles-ci sont stationnaires ou s'améliorent, tandis que la lésion génitale tend à s'étendre, l'intervention est indiquée ;

La péritonite tuberculeuse ne semble pas être une contre-indication absolue (Homans et Routier) ;

Les lésions profondes des autres viscères, l'état général trop mauvais, les adhérences très étendues, sont des ontre-indications absolues. Dans ces cas, pratiquer l'ouverture des abcès ou des cavernes par le vagin ou par la paroi abdominale avec drainage, grattage, tampon iodoformé, etc., si l'état général des malades le permet.

Un point qui paraît être capital, c'est l'intervention rapide dès que le diagnostic paraît probable ; il ne s'agit plus ici comme dans les pyosalpingites ordinaires d'attendre et de n'opérer que les femmes qui souffrent depuis longtemps. Si on soupçonne fortement la nature tuberculeuse de lésion, plutôt on interviendra, plus on aura de chances de faire une opération utile en enlevant un foyer bacillaire, un nid à microbes, avant la dissémination des germes pathogènes dans le reste de l'économie.

Dans les 4 cas de salpingotomies graves, il y a eu rupture du foyer tubaire ; et dans le seul cas de mort rapide qui figure dans les 17 cas de salpingotomies ordinaires, on a noté aussi cette rupture. Il semble donc ressortir de là que la rupture de la poche dans les cas de lésions tuberculeuses principalement est une complication aggravante et qu'il faut à tout prix éviter.

Le cas de Kölschau semble nous montrer clairement qu'il est dangereux de laisser l'opération inachevée, quand on a commencé le dégagement de la tumeur ; ce chirurgien a vu survenir la mort rapide de sa malade, alors que dans les cas plus difficiles, MM. Jeannel, Spœth et Weststone ont obtenu des survies variables, parce qu'ils ont terminé aussi complètement que possible leur opération et qu'ils ont pu faire une toilette complète de la cavité abdominale.

Enfin, dans 4 cas d'Hégar et dans le cas de M. Horteloup, malgré l'ablation des 2 ovaires et des 2 trompes, les règles se sont rétablies au bout de quelques mois d'une façon régulière, durant 3, 4 ou 6 jours. Ainsi se trouve vérifiée une fois de plus, la théorie émise par M. de Sinety à la Société de Biologie (1874), de l'indépendance absolue de l'*ovulation* et de la *menstruation*, car ce sont bien des règles véritables qu'ont les malades d'Hégar pendant 4 à 6 jours tous les mois, et cependant dans tous les cas l'ablation a été bilatérale et complète.

Il serait peut-être imprudent de formuler une opinion bien nette sur les résultats éloignés de ces interventions, mais les obs. d'Hégar sont cependant bien encourageantes, et quand on voit des malades vaquer à leurs occupations sans douleur et en prenant de l'embonpoint pendant des années, on ne doit pas oublier, qu'avec le traitement médical seul, ces malades étaient destinées à vivre de longs mois au lit et à mourir de généralisation rapide. Ces faits sont encourageants pour l'avenir, et montrent une fois de plus, les services que peut rendre une bonne chirurgie antiseptique dans des affections qu'autrefois, les médecins regardaient évoluer impuissants et sans armes.

CONCLUSIONS

La tuberculose de l'appareil génital de la femme, bien connue au point de vue anatomo-pathologique depuis les travaux d'Aran, Bernutz, Siredey, Brouardel, Lebert, Virchow, et surtout depuis les descriptions magistrales toutes récentes du Prof. Cornil, peut entrer aujourd'hui dans le domaine de la clinique.

La découverte du bacille de Koch dans les sécrétions utérines et vaginales, faite depuis 1883 par plusieurs auteurs, est le signe de certitude qui permet un diagnostic précoce et rend l'intervention chirurgicale possible. Ce bacille ne paraît pas être dans ces produits de sécrétion d'une rareté aussi grande que l'ont écrit la plupart des auteurs, mais sa recherche demande certaines précautions et certains détails de technique qui sont de la plus haute importance. On n'oubliera pas notamment que la rareté des bacilles dans ces cas semble tenir plutôt à leur dilution dans une grande quantité de sécrétion qu'à leur petit nombre réel.

Dans le *vagin* la tuberculose se présente sous 3 formes : une forme *miliaire aiguë*, qui n'est qu'une trouvaille d'autopsie ; une forme *ulcéreuse*, qui est la plus fréquente et la plus intéressante ; enfin une forme que nous avons appelée *fistuleuse*.

L'ulcération tuberculeuse du vagin se présente avec des bords taillés à pic, inégaux et anfractueux, un fond déprimé, gris jaunâtre, recouvert d'un enduit caséeux assez caractéristique. Autour de l'ulcération existent fréquemment des petits grains jaunes, opaques, absolument semblables à ceux qui entourent l'ulcération linguale tuberculeuse et sur lesquels M. le Prof. Trélat a insisté à si juste titre. Le bacille de Koch constaté à la surface de ces ulcérations ou dans les sécrétions vaginales ne laisse aucun doute sur la nature de la lésion.

Ces ulcérations tuberculeuses guérissent facilement par des badigeonnages de *teinture d'iode*, mais comme le fait remarquer le Prof. Cornil, la récidive est fréquente, parce que « la disposition à produire des tubercules n'en existe pas moins dans l'organisme, dit-il ». Et on pourrait ajouter : parce que l'intervention n'a pas atteint tout le mal, et qu'un semis tuberculeux est resté dans les couches profondes. L'observation de M. Péan dans laquelle, avec une ulcération superficielle du col, on trouva des follicules tuberculeux ayant envahi les couches musculaires, est une preuve éclatante de ce fait. Aussi ne devrait-on pas s'endormir dans une fausse sécurité à l'endroit de la teinture d'iode, et mieux vaudrait dans les cas de lésions tuberculeuses du col notamment, intervenir plus largement soit par l'amputation sus-vaginale du col, soit par une hystérectomie totale.

Les *fistules tuberculeuses* du vagin peuvent être vésico, uréthro ou recto-vaginales. Elles n'ont aucun caractère qui les distingue nettement des fistules ordinaires occupant ces mêmes régions. La présence du bacille autour de leur orifice permet seule de diagnostiquer leur nature tuberculeuse. On devra faire cette recherche avec le plus grand soin, car on aura souvent ainsi l'explication des insuccès répétés des chirurgiens dans l'opération d'une fistule. Son origine tuberculeuse expliquera très bien les récidives.

Dans l'utérus, la tuberculose se présente aussi sous 3 formes : une forme *miliaire aiguë* rare qui n'offre aucun intérêt au point de vue clinique et qui n'est qu'un épiphénomène dans le cours d'une infection générale de l'économie avec prédominance des symptômes généraux ; une forme *interstitielle* à marche torpide, essentiellement chronique, rare également, dont le diagnostic est le plus souvent impossible, mais qui peut se manifester subitement par un accident grave, tel que rupture utérine, obstacle à l'accouchement, etc., résultant de i'altération du tissu utérin et de l'obstacle apporté à l'action physiologique de cet organe par les tubercules interstitiels ; enfin une forme *ulcéreuse* qui est la plus fréquente et la plus importante.

Cette tuberculose utérine ulcéreuse produit deux types cliniques bien distincts, selon qu'elle est *limitée* ou *généralisée*. Dans le 1er cas, on observe un utérus de volume normal, douloureux, avec un écoulement blanchâtre transparent, ou blanc jaunâtre et légèrement grumeleux. Dans le 2e cas l'utérus, est gros, l'écoulement est le plus souvent faible ; si on dilate le col on voit que la cavité utérine est distendue par une substance très grumeleuse, caillebotée, quelquefois un véritable magma caséeux qu'on a de la peine à extraire.

Les symptômes de la ulberculose utérine au début sont ceux de la métrite ordinaire ; troubles menstruels, leucorrhée, modifications physiques de l'utérus, affaiblissement général, etc. L'examen des sécrétions seul pourra renseigner sur l'origine et la nature du catarrhe utérin. Il ne faut pas se hâter de conclure à la non tuberculose après plusieurs recherches bacillaires infructueuses, mais il faut faire avec ces produits de sécrétion un ensemencement sur des tubes de gélose glycérinée ou une inoculation dans la cavité péritonéale de cobayes. Enfin, l'exploration directe de la cavité après dilattion du col rend dans certains cas les plus grands services, soit en mettant entre les mains du clinicien le magma intra-utérin qui ne pouvait s'écouler par suite de l'oblitération de l'orifice interne du canal cervical, soit en permettant un curettage d'exploration.

Le traitement chirurgical de la tuberculose utérine varie selon que l'on a affaire à une tuberculose limitée ou à une tuberculose généralisée de la muqueuse. Dans le premier cas, comme les lésions sont superficielles, ne dépassent pas un demi-millimètre de profondeur et que les couches fibro-musculaires ne renferment pas trace de follicules tuberculeux (Cornil), le *curettage* de la cavité peut suffire. Mais il faut tout particulièrement porter son attention sur les soins consécutifs, les attouchements à la glycérine créosotée, les pulvérisations d'iodoforme dans la cavité (Hégar), etc., et faire un examen soigné des sécrétions si elles se reproduisent; au moindre signe de récidive, intervenir par une ablation complète de l'organe serait le traitement rationnel. Dans les cas où on n'est pas sûr d'avoir affaire à une lésion limitée, et dans les cas de lésions manifestement généralisées, l'hystérectomie totale serait l'opération de choix.

L'hystérectomie par la voie vaginale est moins grave et moins meurtrière pour le péritoine et pour les organes abdominaux que l'hystérectomie abdominale ; or il faut toujours tenir compte de l'étendue du traumatisme quand on opère sur une malade tuberculeuse. C'est pour ce motif que la voie vaginale nous semble préférable à la voie abdominale dans les cas de tuberculose utérine. C'est à elle qu'a eu très heureusement recours M. Péan dans le cas de tuberculose utérine qu'il a opérée.

Les lésions tuberculeuses des *annexes* sont les plus fréquentes de toutes les affections de même nature des organes génitaux. Elles se révèlent par des troubles de la menstruation qui devient douloureuse, irrégulière ou se supprime complètement. Les douleurs hypogastriques, le ballonnement du ventre, la sensibilité à la palpation, etc., en un mot tous les signes de la pelvi-péritonite sont fréquents. Dans d'autres cas, l'affection a une marche chronique, la malade a vu une tumeur se développer peu à peu dans une fosse iliaque, et arriver sans provoquer de grandes douleurs à un volume considérable. La palpation, (difficile dans les cas de pelvi-péritonite), révèle une tumeur siégeant sur les côtés de l'utérus, régulière ou bosselée, pouvant remonter assez haut vers l'ombilic, rénitente, plus rarement fluctuante. Le *toucher* confirme les données du palper : tumeur douloureuse, plus ou moins régulière, remplissant un cul-de-sac latéral ou quelquefois le cul-de-sac postérieur, douloureuse à la pression, généralement bosselée, parfois transversalement allongée; le col est dévié; l'utérus est indépendant de la tumeur. Le *palper bimanuel* fait

mieux apprécier les caractères de cette tumeur. La leucorrhée qui existe quelquefois, peut se produire d'une façon
intermittente et être augmentée par la pression au niveau
des trompes, mais le fait est rare. Enfin la recherche des
antécédents, l'examen de l'état général et des divers viscères (des poumons en particulier) donneront dans certains cas l'éveil sur la possibilité de la nature tuberculeuse
de la lésion.

Le traitement peut être *médical* ou *chirurgical*. Le
traitement médical rendra de grands services dans les
cas compliqués de pelvi-péritonite aiguë et comprendra
le repos au lit, les sangsues, la glace en permanence, ou
les larges cataplasmes, etc. Mais dans les cas chroniques
la salpingo-ovarite tuberculeuse doit être traitée chirur-
gicalement dans le plus grand nombre des cas.

Si l'état général est mauvais, ou si les poumons sont
le siège de lésions avancées, le traitement chirurgical
doit être palliatif et se borner à l'ouverture des collections purulentes tuberculeuses par la voie vaginale ou
abdominale avec drainage et lavage du foyer (Hégar). Si
la lésion est primitive, l'intervention doit être radicale,
on doit pratiquer la salpingotomie et tenter l'ablation
complète du foyer infectieux. S'il y a en même temps
lésions pulmonaires de moyenne intensité, la détermination est plus difficile à prendre ; il faut considérer l'évolution de la lésion tubaire, l'évolution de la lésion pulmonaire, et voir par comparaison celle qui a le plus de
tendance à l'envahissement. Nous ne saurions du reste
mieux faire que de rapporter pour ces cas difficiles l'opinion du Prof. Hégar :

Intervenir dans la tuberculose primitive dès que le

diagnostic a pu être posé, surtout si le processus ne
parait pas devoir se limiter ;

Intervenir dans la tuberculose secondaire si les autres
localisations se modifient en bien, et si les manifestations locales ont tendance à s'aggraver ;

La péritonite tuberculeuse n'est pas une contre-indication à l'ablation des annexes tuberculeuses ;

L'ablation est contre-indiquée par les altérations profondes des autres organes, par un mauvais état général
et par des adhérences trop étendues.

OBSERVATIONS (1)

I. — Vagin et Col.

OBSERVATION I (RÉSUMÉE)

Ulcérations tuberculeuses du vagin et du col de l'utérus, par
M. CORNIL. (An. de Gynéc., t. XI, p. 459.)

Femme de 30 ans, gantière, manifestement et depuis longtemps tuberculeuse, avec signes d'excavation aux sommets.
Entre dans le service de M. Cornil se plaignant d'une pelvi-
péritonite de nature bacillaire.

Prédominance des symptômes péritonitiques au point de vue
de la douleur. Douleurs abdominales et lombaires ; écoulement
vaginal très abondant.

Au spéculum : Très légère exulcération du col et suintement
muco-purulent sans aucun caractère spécifique. A côté du
méat, et à droite sur la portion vaginale du col et empiétant
sur la muqueuse du vagin, à 1 centim. 1/2 de l'ouverture du
col, il existait une ulcération qui présentait une ressemblance
frappante avec certains ulcères tuberculeux de la langue.

Cette ulcération de 7 millim. de diamètre est déprimée, à
bords taillés à pic ; sur ses bords trois petits grains jaunes en
voie de ramollissement et d'ulcération. Le fonds est gris jaunâ-

---

(1) Ne pouvant rapporter ici le grand nombre d'observations que
nous avons réunies, nous en avons choisi un certain nombre de celles
qui se prêtaient le mieux à l'étude clinique. Les autres seront signa-
lées à la Bibliographie.

tre et couvert d'une mince couche de pus. Les points jaunes piqués ne laissent écouler aucun liquide.

Trait. : Badigeonnage de teinture d'iode.

Quelques jours après, les points jaunes se sont éliminés, et le fond de l'ulcère a pris les caractères d'une ulcération simple. Même traitement. Au bout de 15 jours la plaie est réparée.

Exeat sur sa demande avec pelvi-péritonite améliorée, et une très légère dépression recouverte de la muqueuse normale dans le point primitivement ulcéré.

Pendant son séjour à l'hôpital, petites ulcérations tuberculeuses de la langue sur le frein. Guérison par applications de teinture d'iode.

OBSERVATION II (RÉSUMÉE)

Tuberculose pulmonaire. — Ulcération tuberculeuse du col.
VERNEIL. (Th. 1880., p. 131.)

Dav..., 23 ans, modiste. Parisienne. Antécédents héréditaires et personnels tuberculeux. Réglée à 12 ans 1/2; assez mal habituellement, plus du tout depuis 3 mois. Leucorrhée habituelle.

Jamais de grossesse. Métrorrhagie il y a 2 ans. Depuis, douleurs abdominales sourdes avec irradiations vers les cuisses, leucorrée plus abondante.

Examen. — Tuberculose pulmonaire datant de 6 mois; infiltration des sommets.

Ventre ballonné, mais pas douloureux à la pression. Au *toucher* on trouve un utérus un peu incliné en arrière, mobile, sans douleurs; culs-de-sac souples et indolents. Col gros, rugueux.

Au spéculum : Col gros, aplati, orifice arrondi. Sur la lèvre antérieure, à une petite distance de l'orifice, ulcération assez étendue, d'un rouge vif avec quelques points jaunes, très nettement limitée. Trait. : Cautérisation au nitrate d'argent.

Six jours après, ulcération tuberculeuse typique de la langue.

L'ulcération du col a les mêmes caractères; limites très nettes, bords taillés à pic, etc. Trait. : Attouchement à la teinture d'iode.

15 jours après, l'ulcération de la langue est guérie, celle du col a beaucoup diminué. Teinture d'iode.

Quelques jours après, la malade demande à sortir; l'ulcération du col a presque entièrement disparu.

Observation III

Ulcération tuberculeuse du col de l'utérus. — *Hystérectomie.* Péan. (In Ségueyron. *Traité de l'hystérectomie,* p. 651.)

Femme de 45 ans, se plaignant d'amaigrissement, de pertes odorantes, de métrorrhagies. Le col induré, un peu gros, offrait des végétations irrégulières, saignantes, placées en particulier au niveau du museau de tanche. L'utérus paraissait normal dans sa forme, sa consistance, et dans ses rapports avec les organes voisins.

L'hystérectomie totale fut décidée après quelques jours d'attente, et confirmation du diagnostic de tumeur maligne.

Au cours de l'opération, M. Péan reconnut une masse ganglionnaire au niveau du promontoire.

Le succès opératoire fut parfait; après 2 ou 3 semaines la malade partait à la campagne.

Examen histologique (Cornil et Brault) (1). — « Col hypertrophié, induré, hérissé de végétations irrégulières, baigné d'un liquide muqueux, épais, *jaunâtre, grumeleux.* » — Ouverture de la cavité cervicale : plis de l'arbre de vie très accusés, végétants, agglutinés par un mucus collant parsemé de *grumeaux* opaques. Des *follicules tuberculeux* siègent en grand nombre

(1) *Études expériment. et cliniques sur la tuberculose,* 1888, p. 60.

à la surface du chorion muqueux, surtout dans les villosités ou
autour des glandes.

Quelques granulations tuberculeuses moins nombreuses,
mais beaucoup plus volumineuses existent au milieu des faisceaux musculaires Elles occupent là des îlots de tissu conjonctif embryonnaire interfasciculaires qui ont repoussé par
leur extension les fibres musculaires. Au centre de l'îlot conjonctif on voit une ou plusieurs cellules géantes entourées de cellules épithélioïdes.

Observation IV (résumée)

*Tuberculose génitale. — Ulcération du col. — Un an plus tard,
tuberculose pulmonaire.* Bouffe. (In Th. de Derville,
p. 59.)

M... (Joséphine), 35 ans, piqueuse de bottines, entrée à
St-Antoine le 3 mai 1887.

Antécédents héréditaires tuberculeux (mère et sœur). Bons
antécédents personnels. Réglée à 16 ans et régulièrement jusqu'à 33 ans. Leucorrhée habituelle entre les règles. Mariée il
y a trois ans. (Mari a des noyaux tuberculeux dans l'épididyme).

Il y a 18 mois après fatigue (machine à coudre), douleurs dans
le bas-ventre et dans les reins. Écoulement extrêmement abondant de mucosités épaisses, mélangées de pus rosé. Règles un
peu irrégulières depuis.

Il y a 5 mois, consultation chez M. Gingeot qui diagnostique
« *métrite ulcéreuse du col* ». Trait. : tannin, injections astringentes, mèches imbibées de glycérole de tannin dans le col.

3 mois après (février 1887). Ulcération du col à *fond rose vif,*
bourgeonnant, laissant suinter un pus verdâtre qu'il est facile
de prendre isolément pour l'examen microscopique. *Bords* de
l'ulcération à pic, grisâtres, présentant une apparence cicatricielle. Cette ulcération occupe toute la lèvre postérieure du

col ; elle est oblongue et mesure 3 centim. de longueur sur
1 centim. de largeur. Pus recueilli sur l'ulcération et examiné
au microscope révèle une quantité relativement considérable
de bacilles extrèmement nets. Trait. : badigeonnages de *teinture d'iode.*

Soupçons de tuberculose au sommet gauche, mais rien de
précis. L'examen des mucosités utérines n'a pas révélé de bacilles.

15 avril. L'ulcération a beaucoup diminué et la quantité de
pus est beaucoup moins considérable.

10 mai. L'ulcération va bien, diminue peu à peu. Bacilles
dans le pus qui la couvre, mais bien moins nombreux que la
première fois.

Observation V (résumée)

Tuberculose des organes génitaux chez une femme, par le
Dr Mayor. (Soc. anat., décembre 1881)

Femme atteinte de tuberculose pulmonaire au 3e degré (cavernes), entrée le 20 septembre à Lariboisière. La malade se
plaint de souffrir d'un écoulement blanc verdâtre, ayant augmenté d'intensité d'une façon notable dans le courant du mois
précédent.

Toucher vaginal. — Col mou, manifestement ulcéré. Utérus
immobilisé. Culs-de-sac douloureux à la pression, ont perdu
leur souplesse sans tumeur péritonitique appréciable. Sur la
paroi gauche du vagin dans presque toute son étendue on sent
les bords indurés et relevés d'une ulcération serpigineuse. Même
sensation dans le cul-de-sac droit en arrière, mais la perte de
substance, assez superficielle du reste, n'offre point une étendue aussi considérable, tant s'en faut. En appuyant au niveau
de ces ulcérations on détermine de la douleur.

Au *spéculum* (difficile à cause de douleur provoquée): on constate les ulcérations vaginales à bords indurés, relevés, inégaux, rouges ; leur fond est grisâtre. Nulle part on ne voit de points jaunes. Une de ces ulcérations, siégeant sur la paroi vaginale gauche, descend du cul-de-sac presque jusqu'à la vulve ; étroite, allongée verticalement, elle présente l'aspect serpigineux. Une seconde ulcération, moins étendue, siège à la partie supérieure et droite de la paroi postérieure du vagin. Quelques autres moins importantes autour de cette dernière. Vulve saine. Ulcération assez profonde sur le col.

Trait. : On applique à plusieurs reprises sur les ulcérations de la *teinture d'iode*, de l'*iodoforme* et de l'*acide chromique* sans nullement modifier l'aspect de la lésion.

Nécropsie le 11 novembre 1881. — Cavernes aux deux sommets pulmonaires. Trompes et ovaires sont le siège de lésions tuberculeuses.

Vagin laisse constater les lésions décrites. Col est le siège d'une ulcération et sur la lèvre antérieure d'une granulation tuberculeuse parfaitement caractérisée.

Au microscope : Les ulcérations sont creusées dans la couche conjonctive sous-épithéliale et n'atteignent pas la zone où l'on rencontre des fibres musculaires lisses. Du reste la tunique celluleuse est fort épaissie et infiltrée de nombreux éléments embryonnaires.

OBSERVATION VI (RÉSUMÉE)

Tuberculose pulmonaire et péritonéale. — Tuberculose génito-urinaire, par le Dr HOXOLLE (Soc. anat., avril 1877.)

Femme de 51 ans, couturière, entrée le 21 mars 1877, à Necker (service de M. Potain).

Pleurésie gauche en 1876 (dure 2 mois). Depuis, toux, hémoptysies, inappétence, etc. et diarrhée.

Début de tuberculose pulmonaire sous les clavicules. Ventre ballonné, douloureux, avec plaques indurées et résistantes, et un peu d'ascite (péritonite tuberculeuse).

Toucher vaginal. — Aucune altération appréciable du col ; utérus absolument immobilisé ; enclavé par des adhérences, séparé du rectum par une masse morbide dont il est difficile d'apprécier la nature.

Mort par érysipèle de la face le 18 avril 1877. *Nécropsie :* aux *poumons,* granulations caséeuses disséminées et groupées aux sommets. Méningite suppurée. Cœur sain. Péritonite tuberculeuse énorme. Périhépatite chronique et périsplénite.

Petit bassin : Pelvi-péritonite tuberculeuse ; annexes intimement adhérentes à l'utérus. *Utérus* est le siège d'une tuberculose ulcéreuse de la muqueuse généralisée. *Trompes* distendues et flexueuses.

Les muqueuses du *col* et du *vagin* sont envahies par une véritable éruption miliaire. Au niveau du museau de tanche, de petites ulcérations situées en partie au fond des plis de la muqueuse empiètent sur la muqueuse de la cavité cervicale et sur celle de la partie vaginale du col. Leur forme est irrégulière ; fond grisâtre ; pourtour enflammé. La muqueuse enflammée depuis le col jusqu'au voisinage de l'anneau vulvaire, est semée d'éléments éruptifs lenticulaires, d'un blanc jaunâtre à peine saillants ou de niveau avec la muqueuse environnante.

Les lésions ulcéreuses du col paraissent être en quelque sorte intermédiaires entre les lésions intra utérines et celles du vagin.

OBSERVATION VII (RÉSUMÉE)

Ulcérations tuberculeuses vulvo-vaginales. CHIARI. (*Deut. Mediz. Zeit.,* 1887, n° 6.)

Femme de 30 ans. Ulcération caractéristique à l'œil et au microscope, couvrant à droite la grande et la petite lèvre, s'éten-

dant sur la fosse naviculaire et l'orifice externe de l'urèthre.
Autres petites ulcérations vaginales ; adénites inguinales et
pelviennes. Périnée sain. Ulcération anale postérieure.

A *l'autopsie* : Nombreuses ulcérations du gros intestin. Utérus, ovaires et trompes sans altérations.

Observation VIII (résumée)

Tuberculose des organes génitaux chez une femme. H. M. Biggo.
(*Méd. Rec.*, juillet 1888.)

Histoire clinique imparfaite ; la malade avait une fièvre hectique et était supposée phtisique.

Nécropsie. — Utérus du volume d'une orange et plein de pus
caséeux ; *parois de la même épaisseur que celles de la vessie.*
L'utérus et les trompes montraient les lésions d'une tuberculose avancée, et il y avait des ulcérations dans le vagin. Il y
avait aussi des lésions de tuberculose récente dans le péritoine
et la plèvre.

Observation IX (résumée)

Tuberculose génitale chez une femme. Schuchardt et
Krause. (*Forsch. der Medicin.*, 1883, n° 9.)

Hélène O..., 37 ans (service du Prof. Oscar Berger). Commémoratifs peu connus. Tuberculose péritonéale chronique diffuse
dont la cause était une tuberculose caséeuse de l'utérus. Les
trompes étaient à peine atteintes. Par contre il y avait une
ulcération tuberculeuse du vagin de l'étendue d'une pièce de
50 cent. arrondie et régulière, à fond presque plat et à bords
un peu saillants, contenant par-ci par-là quelques noyaux.

Au microscope : sur la face interne de l'utérus on voit une
couche épaisse, caséeuse, au voisinage de laquelle sont beau-

coup de tubercules avec des cellules géantes de moyenne grandeur et des cellules épithélioïdes. A l'intérieur des cellules géantes on trouve facilement des bacilles le plus souvent isolés.

Chez cette femme qui avait en outre une tuberculose pulmonaire disséminée, on voyait aussi une tuberculose avancée de la vésicule biliaire.

OBSERVATION X

Ulcération tuberculeuse du vagin (fistule). BABÈS. (Soc. anat., 27 juillet 1883.)

Femme, chez laquelle on trouvait peu de symptômes de la tuberculose, présentait une petite fistule recto-vaginale. Cette fistule s'était produite deux ans auparavant, à la suite d'un accouchement. Son orifice antérieur se trouvait à la partie moyenne de la paroi postérieure du vagin ; elle était entourée d'une ulcération du diamètre d'une pièce de 5 cent. environ. Le fond de cette ulcération était bourgeonnant, saignant, dur, couvert d'une couche assez épaisse de pus caséeux. Autour de cette ulcération, à la partie postérieure de la vulve et dans la partie voisine du périnée, se trouvaient des ulcérations de la grandeur d'une lentille, cratériformes, à base infiltrée, recouvertes d'une couche épaisse de pus caséeux. La muqueuse du vagin était grisâtre, injectée, infiltrée.

Dans les produits de la sécrétion vaginale qui était particulièrement abondante et purulente, on pouvait voir un certain nombre de *bacilles de Koch* granuleux, et agglomérés sous forme de petites houppes.

Un petit fragment enlevé sur le bord de l'ulcération fut examiné au microscope. Il était constitué par un réticulum infiltré de cellules de pus et renfermant çà et là des bacilles de la tuberculose. Dans la couche profonde, on ne trouvait plus que des leucocytes agglomérés avec des débris de tissu fibreux, de cellules en voie de prolifération et des vaisseaux, tantôt comprimés, tantôt remplis de leucocytes. Plus profondément encore une couche de follicules tuberculeux avec des cellules géantes ; celles-ci montrent une masse granuleuse à leur centre et des bacilles situés entre les noyaux qui se trouvent à leur périphérie.

OBSERVATION XI (RÉSUMÉE)

Tuberculose de l'utérus et fistule recto-vaginale. W. J. JONES. (Amer. Journ. of. Obst., mars 1886.)

La malade succomba à la tuberculose généralisée (poumons, foie, intestin.)

Le *rectum* était profondément atteint (large ulcère circulaire à bords indurés, recouvert de masses nécrosées) et communiquait avec le vagin par un conduit fistuleux.

Cavité utérine dilatée, remplie de matière caséeuse. Membrane muqueuse ulcérée et recouverte par places de granulations miliaires caractéristiques. Ovaires et *trompes* de Fallope intacts.

(L'auteur croit à la pénétration des bacilles dans le vagin et de là dans la cavité utérine par le conduit fistuleux de la cloison recto-vaginale.)

OBSERVATION XII (RÉSUMÉE)

Fistule vésico-vaginale chez une tuberculeuse. CATUFFE. (Soc. Anat., 1876.)

Femme de 21 ans. Fistule vésico-vaginale depuis l'âge de 9 ans. Règles irrégulières. Urines douloureuses, rouges, abondantes, laissant déposer du pus au fond du vase. Hymen conservé. Poche urineuse en arrière.

Fistule en avant de la lèvre antérieure du col utérin et un peu à droite de la ligne médiane; rebord de 3 millimètres de longueur.

Nécropsie. — Tuberculose pulmonaire, rénale et pelvienne.

OBSERVATION XIII (RÉSUMÉE)

Fistule uréthro-vaginale tuberculeuse. D'HEILLY ET CHANTE-MESSE. (*Prog. méd.* janvier 1883.)

Fille de brasserie, 24 ans. Ganglions dans l'aine. Tumeur végétante, fongueuse, entourant l'urèthre en arrière du méat urinaire, et attenant à la paroi antérieure du vagin. Incontinence d'urine.

Nécropsie. — Éruption confluente de tubercules miliaires sur la muqueuse vésicale et uréthrale. La petite tumeur ulcérée et fongueuse est tuberculeuse (cellules géantes, bacilles) et est développée tout autour de l'urèthre.

Utérus.

OBSERVATION XIV (RÉSUMÉE)

Tuberculose génitale. — *Tuberculose péritonéo-pleuro-pulmonaire ultérieure.* DERVILLE. (P. 73, obs. VII.)

C.... Marguerite, 30 ans, ménagère, entrée le 30 octobre 1886. Pas d'antécédents morbides.

Réglée à 19 ans; mariée à 20 ans; ni enfants, ni fausses couches. Règles régulières, jusqu'en mai dernier. En mai et juin, retard de 15 jours. Aménorrhée depuis 3 mois. Leucorrhée depuis qu'elle est réglée, mais depuis 4 mois l'écoulement est plus abondant et jaunâtre.

Toux depuis 6 semaines ; jamais avant cette époque. *État actuel le* 30 octobre 1886. — Signes de tuberculose pulmonaire au début avec état général mauvais et troubles gastro-intestinaux. Ventre douloureux partout, mais surtout à l'hypogastre, et à l'hypochondre gauche, au niveau de la rate.

Col volumineux, un peu ramolli. Utérus pas gros, mais douloureux.

Au spéculum : col gros, rouge, violacé, granuleux, surtout sur la lèvre antérieure qui présente un croissant rouge violacé à surface graniteuse, avec de petites granulations. Il n'y a ni ulcérations, ni exulcérations. Liquide glaireux sort du museau de tanche. Cet aspect fait penser immédiatement à la tuberculose génitale. *Badigeons iodés.*

Le mari a des noyaux épididymaires tuberculeux et une tuberculose pulmonaire au début.

Sécrétions recueillies à l'entrée du canal vaginal et au museau de tanche. Bacilles très nets par la méthode d'Erlich (5 ou 6 sur le champ du microscope), les uns dans un espace clair, les autres au niveau des cellules épithéliales.

Troubles gastro-intestinaux (diarrhée, vomissements, etc.), continuent. Même état des poumons.

Le 11. Au spéculum : Aspect du col n'a pas varié. Peut-être est-il d'un rouge moins foncé. Badigeonnages à la *teinture d'iode.*

Le 22. Le col paraît un peu moins rouge et moins gros. *Badigeons iodés.*

Le 29. Le col est moins gros, moins rouge. La surface irrégulière, rugueuse, *exulcérée* de la lèvre antérieure diminue d'étendue. *Badigeons iodés.*

12 décembre. La portion malade du col offre une coloration beaucoup moins vive qu'autrefois ; elle semble moins irrégulière et se rétrécit. *Badigeons iodés.*

9 janvier 1887. L'état du col utérin est très satisfaisant. La lèvre postérieure présente une coloration normale ; la lèvre antérieure est encore tuméfiée et rouge près de l'orifice du museau de tanche. *Badigeons iodés.*

Le 16. Le col utérin présente une coloration normale sur toute sa surface, il est seulement un peu gros..A la place des anciennes ulcérations, il y a une surface un peu chagrinée, irrégulière, d'apparence cicatricielle, mais il n'y a pas d'exulcération.

(L'état général après avoir eu des alternatives de mieux et d'aggravation, est enfin assez bon. La malade demande à quitter l'hôpital le 26 janvier.)

OBSERVATION XV (RÉSUMÉE)

Tuberculose génitale. — Tuberculose pulmonaire probable.
DERVILLE. (Th., 1887, p. 53. Obs. III.)

V... Marie, 20 ans, domestique, entre à l'hôpital Beaujon le 20 octobre 1886.

Antécédents héréditaires et personnels excellents.

Règles régulières jusqu'à il y a 3 mois. Depuis lors, aménorrhée et leucorrhée abondante. Auparavant, jamais de pertes blanches.

Toux a débuté il y a 15 jours. Hémoptysie la veille de son entrée à l'hôpital. Amaigrissement depuis 1 mois.

Examen de la malade : Aux sommets des poumons soupçons de tuberculose au début.

Toucher vaginal : Végétations à l'entrée de la vulve. Col gros et mou ; utérus pas volumineux. Culs-de-sac libres. Au spéculum : col volumineux, rouge carmin, présentant tout autour de l'orifice un aspect granuleux. L'orifice du col entr'ouvert donne issue à un léger écoulement blanc jaunâtre. Les muqueuses vaginale et uréthrale sont saines.

Le liquide recueilli dans le vagin et préparé par la méthode d'Erhlich, présente quelques bacilles tuberculeux. Ils sont moins nombreux que ceux qu'on rencontre ordinairement dans les crachats, mais on en trouve facilement 4 ou 5 sur le champ du microscope. Les uns semblent contenus dans les cellules, d'autres sont isolés. M. Chantemesse n'hésite pas à en faire des bacilles de Koch.

Le 5 novembre, la malade sort de l'hôpital améliorée : leucorrhée moins abondante, mais poumons dans le même état.

Elle rentre le 10 décembre : violente douleur dans la fosse iliaque gauche s'irradiant vers les lombes. Même état du col et des sécrétions utérines.

OBSERVATION XVI (RÉSUMÉE)

Tuberculose génitale sans autres manifestations. DERVILLE. (P. 62. Obs. V.)

Ch..., Louise, 17 ans, couturière, entre le 25 août 1887 à l'hôpital Laënnec. Pas d'antécédents pathologiques.

Réglée à 15 ans, et régulièrement depuis, sauf quelquefois quelques jours de retard. Leucorrhée depuis 1 an 1/2, mais abondante surtout depuis 4 mois ; le liquide jusque-là blanchâtre, est devenu jaunâtre. Pas de douleurs à la miction. Il y a trois mois, avortement au 2e mois de sa grossesse. Métrorrhagies pendant 15 jours. Pas de soins ; ne reste pas au lit. Depuis cette époque douleurs dans le bas-ventre, pertes jaunâtres très abondantes. Amaigrissement.

Rien aux poumons. Pas de toux, pas d'expectoration.

Au toucher : col volumineux, un peu irrégulier à sa surface. Un peu de douleur par le palper bimanuel. Au spéculum : liquide muco-purulent entre les lèvres du col. On en recueille avec des pinces de Museux. La méthode d'Erlich permet de reconnaître 5 ou 6 bacilles sur chaque lamelle préparée avec le liquide utérin. Ils sont moins nombreux dans le liquide vaginal.

Cinq jours plus tard, même examen, même résultat ; existence indiscutable du bacille de Koch.

La malade quitte l'hôpital le 17 septembre, un peu améliorée par le repos, les injections émollientes et les cataplasmes laudanisés sur le ventre.

OBSERVATION XVII (RÉSUMÉE)

Tuberculose génitale. — Plus tard tuberculose pulmonaire.
DERVILLE. (P. 67. Obs. VI.)

A...., Marie, 23 ans, corsetière, entre le 8 juin 1887 à l'hôpital Laënnec. Pas d'antécédents morbides.

Réglée à 16 ans. Régulièrement sauf quelques jours de retard. En 1886, menstruation irrégulière pour la 1re fois, et douleurs dans le ventre. Leucorrhée qu'elle n'avait jamais eue auparavant. En novembre 1886, deux métrorrhagies assez abondantes de 15 jours chacune. Pas de fausse couche.

Toux commence en avril 1887, avec amaigrissement, sueurs nocturnes. Douleurs abdominales toujours les mêmes. Hémoptysie 2 jours avant d'entrer à l'hôpital.

Signes de tuberculose au début aux sommets : submatité, vibration exagérée, murmure vésiculaire diminué, etc.

Léger écoulement blanchâtre à la vulve. Au toucher, le col est gros, volumineux, en situation normale. Un peu de douleur par le palper bimanuel. Léger empâtement du cul-de-sac droit. Au spéculum : col volumineux, un peu exulcéré. Mucus épais, légèrement jaunâtre s'échappe du col.

Ce liquide recueilli avec des pinces de Museux, et traité par la méthode d'Ehrlich, laisse voir des bacilles très nets (5 ou 6 par préparation), et paraissant situés les uns au niveau de cellules épithéliales, d'autres dans le liquide. Son mari a des noyaux tuberculeux dans l'épididyme, et des poumons à sommets infiltrés.

Exeat le 6 juillet 1887.

OBSERVATION XVIII (RÉSUMÉE)

Tuberculose génitale. — Tuberculose péritonéo-pleuro-pulmonaire. DERVILLE. (P. 80. Obs. VIII.)

D..., Caroline, 27 ans, ménagère, entre le 3 novembre 1887.
Pas d'antécédents morbides, ni héréditaires, ni personnels.
Son mari a une épididymite tuberculeuse et les sommets des poumons tuberculeux.

Réglée à 10 ans 1/2. Deux grossesses à terme. Pas de fausses couches. Règles toujours régulières. Le mois dernier seulement peu abondantes (2 jours au lieu de 5). Leucorrhée légère depuis 3 mois.

Toux depuis 3 semaines seulement.

État actuel (3 novembre). — Induration des sommets, et frottements pleuraux à la base droite.

Au toucher : col un peu ramolli, paraît présenter quelques granulations. Rien dans les culs-de-sac.

Le 12. Règles qui auraient dû apparaître depuis 3 jours, ne se sont pas encore montrées. Col volumineux, rouge carmin, un peu granuleux sur sa lèvre antérieure et autour de l'orifice sur une faible étendue. Les sécrétions utérines et vaginales ont été examinées sans résultat au point de vue des bacilles.

Badigeons iodés sur le col tous les 8 jours. Injections quotidiennes avec une solution de chloral à 1 pour 100.

3 décembre. Bacilles très nets dans le liquide vaginal (méthode d'Erhlich). Injections chloralées.

Le 10. Bacilles de Koch dans les sécrétions utérines et vaginales. Règles.

Le 24. L'ulcération de la lèvre antérieure du col utérin est guérie. On aperçoit encore une légère exulcération de la lèvre postérieure, quand on entr'ouvre le col.

Exeat le 12 janvier 1888.

OBSERVATION XIX (RÉSUMÉE)

Maladie d'Addison. — *Cachexie progressive.* — *Mort.* — *Autopsie.* — *Tubercules des capsules surrénales et de l'utérus.*
E. BRISSAUD. (*Arch. gén. de méd.*, 1880, p. 129).

L..., Louise, 46 ans, entrée le 22 février 1878, à Beaujon.

Femme rachitique, horriblement contrefaite. Tous les signes
d'une vieillesse prématurée : maigre, affaiblie, cheveux blancs.

Jamais été réglée.

Vomissements et douleur épigastrique depuis 6 semaines.
Pertes de forces. Peau hâlée, brunâtre (surtout le visage et les
mains) parsemée de petits points noirs.

Mort dans le coma le 23 mars, sans paralysie.

Nécropsie : Poumons absolument *sains.* Pas d'adhérences
pleurales. Crépitation partout aussi normale que possible.

Estomac, intestin, foie, reins, cœur sains.

Capsules surrénales profondément altérées, transformées en
masses caséeuses.

Trompes saines : *ovaires* atrophiés et fibreux.

Utérus paraît sain de prime abord. Sur une coupe verticale et
transversale, on constate l'existence de petites masses tuberculeuses, ramollies, logées au sein du *tissu musculaire*, vers
les angles supérieurs de l'organe et au voisinage des ligaments
utéro-ovariens. Tout autour de l'une de ces petites masses
étaient disséminées quelques granulations également caséeuses,
grosses comme des têtes d'épingles, au nombre de 8 ou 10.

Au microscope : Les masses caséeuses sont enfermées dans
les faisceaux de fibres musculaires. La matière jaunâtre, opaque est réfractaire à la coloration par le picro-carmin. Vers les
parties périphériques on voit une disposition qui rappelle la
périphérie des foyers de caséification tuberculeuse. Enfin les

granulations sont constituées par des petits tubercules agglomérés ; et on rencontre des follicules tuberculeux épars au
milieu du tissu conjonctif intra-musculaire.

OBSERVATION XX (RÉSUMÉE)

Tuberculose pulmonaire. — Tuberculose de l'utérus. M. LE-
TULLE. (*Soc. anat., juin 1878.*)

. V... Jeanne, 20 ans, entrée à Saint-Antoine, pour une tuberculose pulmonaire arrivée à la période cavitaire.
. Règles arrêtées depuis 4 mois, mais pas la moindre douleur
dans l'abdomen.
Nécropsie. — Poumons: cavernes aux sommets et îlots plus
ou moins confluents dans le reste de leur étendue.
Péritonite chronique simple.
Trompe droite est épaisse et dure, a conservé sa forme, rap-
pelant absolument comme aspect et comme consistance un
canal déférent envahi par l'infiltration tuberculeuse. *Trompe*
gauche déformée par 2 bosselures grosses comme une noisette
et fluctuantes.
Utérus. — Au niveau de l'angle supérieur et gauche, au point
même d'abouchement de la trompe dans le corps utérin, on
aperçoit une énorme tumeur atteignant le volume d'une grosse
noix; cette tumeur recouverte encore par une certaine épaisseur de fibres utérines est arrondie, très lisse, largement fluctuante. Cet *abcès caséeux* ne communique aucunement avec la
trompe, non plus qu'avec la cavité utérine. La plus grande
partie de la muqueuse du col a disparu, détruite par une ulcération grisâtre, superficielle, déchiquetée sur son bord, recouverte par un muco-pus jaune verdâtre, visqueux, très adhérent.
Muqueuse vaginale intacte ; hymen imperforé. Ovaires sains.

Observation XXI (résumée)

Tuberculose uro-génitale chez une femme de 63 ans. Malthe.
(*Norsk Magaz for Lagerid.* R. 3, B. VII, p. 143.)

Femme de 63 ans, ayant eu deux enfants ; avait éprouvé fréquemment des douleurs dans le bas-ventre ; 7 ou 8 mois avant son entrée à l'hôpital, elles étaient devenues plus violentes qu'autrefois ; elle eut enfin de l'ascite, de l'anasarque et succomba dans le marasme.

Nécropsie. — Utérus volumineux, long de 0,10 cent., large de 0,08 cent. ; parois amincies ; cavité remplie de matière caséeuse. Orifice interne du col oblitéré ; trompes remplies elles-mêmes de matière caséeuse ; tubercules et ulcérations dans la vessie. Tuberculose miliaire des deux reins, du foie et de certains points du péritoine ; en d'autres points cette séreuse présente des foyers caséeux.

Induration et pigmentation des sommets des deux poumons. Pas de cavernes, mais infiltration miliaire bilatérale ; atélectasie du lobe inférieur droit entouré par la plèvre épaissie. Cette partie est assez pâle, tandis que le reste est hyperhémié.

Annexes.

Observation XXII (inédite) (1)

Salpingite tuberculeuse double. — *Opération.* — *Guérison.* —
(Due à l'obligeance de MM. Horteloup et Roulier.)

Mᵐᵉ J..., 26 ans, vient consulter M. le Dʳ Horteloup en mai 1877 pour des douleurs abdominales.

(1) M. Horteloup a signalé ce cas à la Soc. de chir., en disant quelques mots de la malade, mais jamais l'observation n'a été publiée

Mariée depuis 6 ans, M⁰ᵉ J..., n'a pas eu d'enfants et a toujours été bien réglée, sans jamais de retard. Depuis 3 ou 4 mois, elle se plaint de douleurs dans le bas-ventre ; sa santé générale n'a pas été troublée, mais les forces semblent cependant un peu diminuées, et la malade trouve qu'elle a de la pesanteur dans le ventre après avoir marché.

A l'examen : la palpation abdominale fait découvrir dans la fosse iliaque gauche, une tumeur grosse comme une orange, fluctuante ; par le toucher combiné au palper on trouve dans le cul-de-sac un peu d'empâtement, mais on ne peut saisir la tumeur entre les deux mains.

M. le Dʳ Horteloup pense à un kyste de l'ovaire au début et, après avoir indiqué quelques prescriptions à M⁰ᵉ J..., il l'engage à revenir dans 2 mois.

La malade ne revient qu'en août ; la situation a empiré, les douleurs ont augmenté, les règles ont continué, mais la malade a eu souvent des accès de fièvre. La tumeur a augmenté, elle s'étend depuis l'arcade de Fallope et remonte assez haut dans la fosse iliaque ; la fluctuation est nette, et, par le palper bimanuel, on sent très bien une poche remplie de liquide. Dans la fosse iliaque droite, on peut découvrir une autre tumeur ayant les mêmes signes et les mêmes dimensions que la tumeur de la fosse iliaque gauche avait, lors du premier examen en mai. M. Horteloup porte le diagnostic de salpingite double suppurée, et engage M⁰ᵉ J..., à entrer à la Maison de santé.

10 août 1887. Avec l'aide de M. Routier, M. Horteloup pratique la laparatomie.

On constate deux poches liquides ; à *gauche*, ponction avec le trocart Potain, et issue de 200 gr. de pus ; l'extraction de la poche est difficile ; elle se déchire et le pus tombe dans le petit bassin. Enlèvement des débris de la poche et lavage du

complète. Nous ne saurions trop vivement remercier M. Horteloup de l'amabilité avec laquelle il a bien voulu nous communiquer ce document.

péritoine. Ligature double de la trompe au niveau de la corne
utérine. A *droite*, la poche est moins volumineuse; ponction
donnant issue à du pus, puis énucléation de toute la poche sans
déchirure; ligature de la trompe au même point que celle du
côté opposé.

Lavage du péritoine avec de l'eau bouillie; deux gros drains
sont placés à droite et à gauche de l'utérus; sutures profonde et
superficielle de la paroi abdominale au fil d'argent; point d'attente.

Le 11. Enlèvement des deux drains, fermeture de la paroi en
serrant le dernier point de suture (d'attente).

Guérison en 10 jours.

Examen des pièces par M. le Prof. Cornil (1). — « Trompe
gauche allongée, sinueuse, bosselée, volumineuse et présentant à son union avec l'utérus, un kyste ou plutôt une dilatation renfermant une sérosité verdâtre, séro-purulente. Sur des
coupes des parois de ce kyste (Toupet et Cornil) on voit une couche continue de tissu embryonnaire, sans saillies à sa surface
interne. Au-dessous de cette couche interne, il y a un tissu
fibreux parsemé de follicules tuberculeux parfaitement nets
dont plusieurs renferment des cellules géantes multinucléées. La
paroi de la trompe est infiltrée de petites cellules et offre aussi
quelques follicules tuberculeux. Pas de bacille avec la rubrine.
L'autre trompe est simplement catarrhale et purulente. »

Au 20e jour après l'opération (date correspondant à l'époque
de ses règles) Mme J. a une poussée générale de furoncles assez
volumineux. La malade quitte la Maison de santé le 8 sept.
1887.

Le 12 février 1888, M. Horteloup revoit l'opérée qui se trouve
en très bonne santé; elle a engraissé, mais elle se plaint d'a-
voir de fréquentes bouffées de chaleur. Elle accuse un léger
écoulement purulent par le vagin, mais l'exploration digitale,

(1) *Leçons sur les salpingites.* Journ. des conn. méd., décembre 1888.

qui est un peu douloureuse, ne fait rien constater d'anormal. La malade raconte que vers le mois de novembre 1887, elle a eu de fréquentes mictions douloureuses qui ont cédé à l'usage de la térébenthine.

21 avril 1888. M⁻ᵉ J. revient à Paris ; elle va bien et raconte qu'elle a eu ses règles le 10 mars, mais qu'elles ne sont pas revenues le mois suivant. L'examen vaginal ne fait rien constater d'anormal, mais il est excessivement douloureux ; aussi Mᵐᵉ J. s'est-elle abstenue de toute relation conjugale. Elle se plaint de voir double en lisant. M. Horteloup lui conseille une saison à Néris.

Le traitement a été bien supporté et, en quittant Néris, la malade écrit que la santé générale est bonne, mais qu'il y a toujours une sensibilité excessive du côté des organes génitaux.

Observation XXIII (inédite) [1].

(Résumé dû à l'obligeance de M. Chandelux.)

Péritonite ascitique enkystée symptomatique d'une salpyngo- ovarite tuberculeuse ulcéreuse et végétante. — Laparotomie. — Guérison. Chandelux.

B..., Eugénie, entre à l'Hôtel-Dieu (de Lyon), salle St-Pierre, n° 24, pour une tumeur abdominale fluctuante.

Bonne santé antérieure. Aucun antécédent tuberculeux dans la famille. Menstruation très régulière. Jamais de grossesse.

Depuis 6 mois, la malade voit son ventre augmenter de volume à droite. Cet accroissement s'est fait lentement, sans douleur, et actuellement le volume de la tuméfaction est celui d'une tête de fœtus.

[1] Cette observation et la suivante doivent paraître prochainement *in extenso* dans la *Province médicale*.

A l'examen du ventre : tumeur sphéroïdale occupant l'hypogastre, présentant une fluctuation des plus évidentes. Il n'y a dans les différents décubitus aucun déplacement de la matité qui dessine très exactement la forme de la tumeur et se termine en haut par une légère courbe à convexité supérieure. Le toucher ne fournit aucun renseignement important, mais on constate néanmoins l'état normal des culs-de-sac vaginaux et la mobilité de l'utérus. aussi bien transversalement que dans le sens antéro-postérieur.

25 septembre 1888. Opération. Anesthésie avec l'éther. Incision de la paroi abdominale. On pénètre, une fois le péritoine incisé, dans une cavité remplie d'un liquide citrin et dont les parois sont constituéespar des anses intestinales accolées, sur lesquelles on remarque des fausses membranes glutineuses, adhérentes. Au fond de cette cavité apparaissent la trompe et l'ovaire, ulcérés, végétants et fongueux. Ces deux organes sont enlevés et leur ablation amène la section de vaisseaux artériels qu'il est impossible de lier, car les tissus très friables, se coupent lorsqu'on serre le fil à ligature. Pour arrêter l'hémorrhagie, 4 pinces hémostatiques sont fixées sur les vaisseaux divisés et leurs branches viennent ressortir par la plaie abdominale. Réunion des parois de l'abdomen par la double suture, profonde et superficielle. Les pinces, laissées à demeure, sortent par l'extrémité inférieure de la plaie. Pansement rigoureusement antiseptique.

La température après l'opération s'est élevée jusqu'à 39°,5. Les pinces ont été enlevées le 2 octobre, et à partir de ce moment, la cicatrisation s'est faite avec rapidité. Le 22 octobre, la malade quitte l'Hôtel-Dieu complètement guérie.

« La trompe et l'ovaire enlevés ont été reconnus au microscope parsemés de *follicules tuberculeux* » (Chandelux).

Observation XXIV (inédite)

(Résumé dû à l'obligeance de M. Chandelux.)

Pyosalpingite tuberculeuse. — Péritonite tuberculeuse. Laparotomie. — Chandelux.

N..., Delphine, entrée à l'Hôtel-Dieu (de Lyon), dans une service de médecine le 31 novembre 1887.

Accouchement normal il y a 6 ans ; fausse couche il y a 2 ans, et à la suite de laquelle la malade eut un foyer de périmétrite qui l'obligea à entrer à l'hospice de la Charité à deux reprises différentes, et à y séjourner 1 mois chaque fois. Le foyer de périmétrite ne fut pas ouvert,

Deux mois avant son entrée à l'hôpital, commencent des douleurs dans le bas-ventre à gauche. Elle maigrit, perd l'appétit et présente chaque jour des accès fébriles, mais sans aucun signe d'inflammation péritonéale.

A son entrée, la température atteint le soir 40°,8. Rien dans les organes thoraciques. Au toucher : douleur dans le cul-de-sac vaginal gauche, qui offre une résistance particulière. Par le palper combiné au toucher, on sent une tumeur douloureuse du volume d'une orange, siégeant dans la moitié supérieure du ligament large.

Diagnostic : *Pyosalpynx.*

Jusqu'au 9 janvier 1888, la température oscille entre 38°,5 et 39°,5. La malade maigrit de plus en plus et s'alimente très mal. Aucun signe de tuberculose péritonéale ou pulmonaire. A la palpation, aucune plaque indurée sur la paroi.

1 février 1888. Laparatomie. Anesthésie à l'éther. Incision sur la ligne blanche, de l'ombilic à deux travers de doigt au-dessus du pubis Péritoine épaissi ; le feuillet pariétal incisé, on constate des adhérences très nombreuses entre les anses intestinales et avec la paroi. Nombreuses granulations tubercu-

D. 10

leuses disséminées sur les intestins et le péritoine pariétal ;
pyosalpinx à gauche. Décollement des adhérences avec la
main glissée à plat, puis fermeture de la plaie avec les cram-
pons de Lister et la suture superficielle au catgut chromique.

Dans les jours qui suivent, la malade éprouve une amélioration très notable. Les douleurs cessent, ainsi que le ballonnement du ventre ; elle a l'illusion d'une guérison complète.
Mais la température continue à se maintenir élevée, une toux
opiniâtre survient et le 11 avril la malade succombe à une tuberculose pulmonaire à marche aiguë.

Nécropsie. — Très nombreux tubercules dans les poumons,
avec fonte caséeuse et cavernules. Double pyosalpinx : l'une à
droite, grosse comme une noix, l'autre à gauche du volume
d'une orange. Ces deux tumeurs purulentes renfermaient un pus
concret ayant la consistance du mastic. En incisant l'utérus on
reconnaît sur la muqueuse des ulcérations dont le microscope
permet de déterminer la nature tuberculeuse.

« C'est là, dit M. Chandelux, un fait intéressant d'évolution
probable d'une tuberculose ayant vraisemblablement débuté
par la muqueuse utérine pour se propager de là aux organes
abdominaux et pulmonaires. Remarquons aussi l'amélioration
très marquée produite sur les phénomènes abdominaux par
une laparotomie qui fut ainsi à la fois exploratrice et pallia-
tive. »

OBSERVATION XXV

Salpingo-ovarite tuberculeuse ; péritonite généralisée. — *Extirpation des trompes et des ovaires.* — *Guérison.* ROUTIER.
(*Mémoire lu à la Soc. de chir.,* 14 novembre 1888. Obs. VIII.)

D. ., 37 ans. Toujours bien portante. Réglée à 14 ans : époques
durent 7 jours. En janvier 1886, accouchement à terme d'un

enfant qui meurt à 6 semaines ; aménorrhée absolue depuis cette époque.

Douleurs très vives dans le bas-ventre et leucorrhée la font entrer à Necker, où elle séjourne plusieurs mois (service de M. le Prof. Guyon). Sort non guérie.

Il y a 8 semaines, métrorrhagie fort abondante pour laquelle elle vient à Laënnec. Douleurs continuelles très vives à gauche. Ventre globuleux, régulièrement arrondi; on croit qu'on va sentir un kyste ovarique. A la palpation : tumeur peu tendue, mais sonorité partout. Utérus peu mobile, incliné à droite, douloureux à la mobilisation ; le cul-de-sac gauche à peu près normal, mais on sent à droite une tuméfaction qui longe l'utérus.

Non content de cet examen répété plusieurs fois, M. Routier le pratique de nouveau sous le chloroforme, s'assure des caractères de cette tuméfaction droite et propose l'opération.

19 septembre 1888. Laparotomie. Le péritoine pariétal est très épaissi, a l'aspect grisâtre du carton mouillé.

L'abdomen ouvert, il s'écoule quelques cuillerées de liquide ascitique, et on voit une fausse membrane grisâtre qui cache tout le paquet intestinal et qui d'un point adhérent au pubis s'étend jusque vers les parties supérieures. C'est l'épiploon quadruplé d'épaisseur par des néoformations.

La bride adhérente est sectionnée entre deux ligatures, et l'épiploon péniblement détaché de la paroi abdominale.

Enfin M. Routier peut pénétrer dans le petit bassin ; il détache non sans peine l'ovaire et la trompe gauche fortement adhérente, dilatée et kystique ; ligature du pédicule et section au thermo-cautère.

Alors seulement on peut sentir nettement l'utérus et les annexes droites qui forment une tumeur de la grosseur d'une mandarine. Décortication, pédiculisation, ligature et section au thermo-cautère. L'ovaire et la trompe sont remplis de sang noir coagulé comme dans une vieille hématocèle.

Toilette soignée du péritoine; malgré ce grand décollement,

l'hémorrhagie étant bien arrêtée, l'abdomen est fermé complètement. L'opération a duré 40 minutes.

Les suites ont été simples; cependant la température est toujours restée élevée (entre 38° et 39°).

Au bout de 4 semaines la malade a fait un abcès qui s'est ouvert la nuit au bas de la ligne de suture; cet abcès a été drainé et lavé; on en a vu sortir les soies qui étreignaient les pédicules.

Examen histologique fait par M. GAMPERT (interne du service) :

Annexes entourées de fausses membranes.

Côté gauche : 1° La *trompe* est grosse comme le petit doigt; les franges du pavillon sont agglutinées. Par pression, on fait sortir par l'orifice tubaire une matière caséeuse, analogue à du ciment. Sur la section on note l'épaississement des parois (9 millim.) ; 2° L'ovaire est doublé de volume, bosselé, et présente un kyste sanguin, et plusieurs petits kystes séreux; nulle part de points caséeux.

Côté droit : Au milieu d'une masse entourée de fausses membranes on distingue : l'ovaire gros comme une noix et transformé tout entier en un gros kyste sanguin; le tissu ovarien refoulé à la périphérie, n'a plus qu'un millim. d'épaisseur. A la partie postérieure de l'ovaire est accolée une grande poche sanguine (petite mandarine) à parois minces et formée par la trompe dilatée en ampoule; aucun vestige de pavillon.

Au microscope : Du *côté droit,* rien de particulier.

Du *côté gauche :* Ovaire présente des kystes séreux, simples, sans tubercules; la *trompe* examinée sur des coupes après durcissement soit dans le liquide Müller, soit dans l'alcool, présente des lésions manifestement tuberculeuses.

De dehors en dedans on trouve : les couches musculaires normales; une couche mince de tissu conjonctif enflammé; puis au lieu du revêtement épithélial cylindrique à cils vibratiles, un tissu conjonctif nouveau dans lequel on voit des cavités arrondies, allongées, etc., tapissées d'un épithélium cylindrique sans cils vibratiles. Dans le tissu conjonctif enflammé, qui entoure ces cavités, on distingue nettement plusieurs follicules tuberculeux, avec une grosse cellule géante au centre et une zone de cellules épithélioïdes autour.

La cavité de la trompe est remplie par une matière caséeuse, informe et contenant des détritus cellulaires ; elle est agrandie par fonte cellulaire.

OBSERVATION XXVI (RÉSUMÉE)

Salpingite tuberculeuse double. — Ablation. — Guérison.
A. ROUTIER. (*Mém. lu à la Soc. de chir.*, 11 novembre 1888.)

Boiss..., Léonie, 22 ans, cuisinière, entrée le 26 novembre 1888, à l'hôpital Laënnec, service de M. Routier.

Réglée à 20 ans avec beaucoup de douleurs. Depuis, règles toujours douloureuses et irrégulières. Au mois de mai 1888, douleur subite dans le ventre, et arrêt des règles jusqu'en juillet. Règles à la fin de juillet et au commencement d'août. Depuis elles n'ont pas reparu. Voici donc 3 mois qu'elles manquent.

Le ventre est un peu augmenté de volume ; on sent sur la ligne médiane avec prédominance à droite, une tumeur dure, globuleuse. Au toucher : col bas, virginal, très légèrement ramolli à son extrémité, pas douloureux ; les mouvements imprimés à la tumeur par la main abdominale sont transmis presque intégralement au col. A gauche on sent une tumeur grosse comme un œuf de pigeon.

On songe à une grossesse extra-utérine. Mais la malade en nie la possibilité.

Du 6 au 9 décembre, règles.

Le 15. M. Routier diagnostique une salpingite et opère.

Ablation des annexes. — La tumeur qu'on sentait à droite est une tumeur liquide. La ponction en extrait un demi-verre de pus. Cette masse grosse comme le poing est formée par l'ovaire, la trompe, et les ligaments, réunis par des adhérences aux parois abdominales. Ces adhérences sont détachées péniblement, et enfin le tout est pédiculisé et enlevé.

A gauche (où l'on ne sentait rien) se trouve également une poche purulente salpingienne grosse comme une mandarine. Elle est enlevée plus facilement que celle de l'autre côte. Éponges pour nettoyer le péritoine. Pas de lavages ni de drain.

Les suites opératoires sont assez simples. Cependant il y eut de la fièvre les premiers jours (jusqu'à 39°) et un peu d'agitation. Au bout de 6 jours, l'opérée va bien. Guérison.

Examen histologique fait par M. Gampert (interne du service), d'un petit fragment de la trompe conservé et durci dans l'alcool, la gomme, etc., coupé transversalement et coloré au picro-carmin.

On voit avec un faible grossissement : les 2 couches musculaires ; une couche de tissu conjonctif ; puis la cavité réduite à une fente étoilée, au milieu du tissu pathologique, tout à fait semblable à celui décrit dans l'observation précédente, mais à un degré moins avancé. Ici les cavités épithéliales sont très nombreuses et le substratum est littéralement farci de tubercules élémentaires. La cavité ne contient pas de matière caséeuse.

En résumé : lésions tuberculeuses des trompes, moins avancées que dans l'observation précédente, tout à fait semblables à la description de M. Cornil.

Observation XXVII (résumée)

Extirpation du rein gauche ; deux ans plus tard, double salpingotomie pour lésions tuberculeuses tubo-ovariennes, par Von Mandach. (*Corresp. für Schweizer Aerzte,* 1884, n° 3.)

Caroline Jetzler, 28 ans (de Schaffouse). Pas d'antécédents tuberculeux. Réglée à 15 ans ; bien portante jusqu'à cette époque. Depuis, douleurs fréquentes dans la région sacrée et dans la hanche gauche.

En 1879, à la suite d'un refroidissement : douleurs hypogastriques, ténesme, mictions fréquentes et douloureuses. Puis diarrhée, céphalalgie, urines colorées de sang.

Reste un an à l'hôpital d'Hérisau : urines purulentes, exploration vésicale négative, symptômes urémiques. Les reins semblaient malades.

Octobre 1880. Bon appétit général. Poumons, foie, rate, cœur et rein droit normaux.

Rein gauche douloureux à la pression.

Urines : 800 à 1000 gr. par jour purulentes, acides, etc.

Pas de fièvre. Menstruation toutes les 4 semaines, douloureuse, augmente les douleurs ordinaires. Col pointu à canal cervical étroit.

Extirpation du rein gauche le 18 mars 1881.

Exeat, guérie en octobre 1881.

Bronchite en octobre 1882. En février 1883, elle rentre à l'hôpital pour de violentes douleurs dans le ventre. Au toucher vaginal et rectal on trouve les trompes douloureuses à la pression, normales de forme et de volume. Pas de leucorrhée. Douleurs colossales pendant les règles.

5 mai 1883. Castration. Incision sur la ligne médiane, etc.

A droite : ovaire et trompe s'enlèvent facilement.

A gauche : trompe grosse comme le pouce, dilatation cystiforme en chapelet, accolée à l'utérus, formant une tumeur du volume d'une noisette. A la rupture de la tumeur on voit qu'elle contient une substance analogue à de la purée.

Utérus de position et de volume normaux.

Guérison. Réunion par première intention au bout de 3 semaines. Urines normales. Se promène au bout de 5 semaines ; les douleurs ont disparu.

Mai, juin, juillet : *menstruation*, mais moins forte qu'auparavant (2 à 3 jours) et encore avec de petites coliques.

Août. Exeat. Fait son ménage. Règles.

Septembre. Règles très douloureuses la retiennent 14 jours à l'hôpital.

Octobre, novembre et décembre. Règles de 1 à 2 jours avec un peu de douleur. Pas de douleurs dans l'intervalle.

L'examen histologique des pièces a été fait par P. Ernst qui a conclu à une tuberculose du rein et des trompes ; infiltration de tuberculose miliaire dans la paroi ; un seul bacille.

OBSERVATION XXVIII (RÉSUMÉE)

Salpingite tuberculeuse double. — Castration et salpingotomie.
HÉGAR. (Genital tuberculose des Weibes, p. 11.)

H..., 21 ans. Jamais été réglée. Pas d'antécédents héréditaires. A l'âge de 8 ans, ascite. A 12 mois une pneumonie (9 mois de maladie). A 18 ans, palpitation de cœur, lassitude, douleurs dans le ventre et dans le dos ; douleurs à la miction. En 1882 et 1883, régulièrement tous les mois douleurs dans le bas-ventre durant 3 à 5 jours, à gauche. En mars 1883, douleurs à droite et fièvre légère.

30 avril 1883. Vagin large. Col à sa place normale, long de 1 centim 1/2, lèvre antérieure épaissie, orifice à fente transversale avec sécrétion muqueuse augmentée. Utérus dirigé verticalement. Ovaire gauche gros comme un œuf de pigeon, inégal, peu mobile ; ligament large gauche un peu tendu. A droite : ligament normal ; ovaire gros comme une noix, situé profondément et peu mobile.

12 mai 1883. Castration et salpingotomie. Les ovaires et les trompes sont adhérents, difficilement détachés et attirés en avant. Dégénérescence kystique des ovaires. Trompes dilatées contiennent une masse caséeuse. Pavillon fermé.

La malade revient en octobre 1883. Les malaises dont elle se plaignait autrefois ne sont plus revenus. Elle ressent encore quelques douleurs dans les régions lombaires et iliaques, mais moins fortes qu'auparavant.

Partie pour l'Amérique peu de temps après.

OBSERVATION XXIX (RÉSUMÉE)

Salpingite tuberculeuse.— *Salpingotomie.* HÉGAR. (P. 45.)

L..., 27 ans, nullipare. Hérédité tuberculeuse. Réglée à 17 ans, régulièrement (1 à 5 jours) avec douleur au ventre et aux reins. A 18 ans, chlorose et leucorrhée. Depuis 19 ans, douleurs spasmodiques au ventre (aurait trop dansé ?). Mariée à 22 ans. Bien portante pendant peu de temps ; douleurs reviennent. Depuis l'âge de 25 ans, ventre souvent ballonné et sensible à la pression. Depuis l'âge de 26 ans, ventre constamment douloureux avec irradiation dans les cuisses. Sensation de brûlure à l'épigastre; vomissement. Miction douloureuse. Constipation. Garde le lit depuis 1 an 1/2.

16 juillet 1883. Col a sa position normale. Utérus (corps) dévié en avant et à droite. Ligament large gauche un peu épaissi. Ovaire gauche gros comme un œuf de pigeon, légèrement adhérent. Le ligament large droit se confond avec une tumeur molle, élastique, du volume d'un œuf de poule, qui siège au voisinage de la paroi droite du bassin jusqu'à l'articulation sacro-iliaque, très peu mobile.

18 juillet. *Salpingotomie.* — L'ovaire gauche et la trompe adhèrent entre eux et aux organes voisins; la paroi de la trompe est épaissie; son contenu est épais et caséeux. A droite: kyste ovarien et tubaire. — Bacilles de Koch.

Bonne convalescence. Réapparition des règles au bout de 6 mois; elles durent d'abord 6-7 jours, puis 3-4 jours. Leur apparition ramène un malaise général. Douleurs gastriques au bout d'un an, palpitations, céphalalgie, etc. A l'auscultation : induration pulmonaire.

14 juin 1886. Elle va mieux. Encore un peu de faiblesse, pal-

pitations, quelques pertes. Le Prof. Thomas (de Fribourg) trouve qu'elle a engraissé et déclare les poumons sains.

« Dernières nouvelles en automne 1888. Bon état général. Rien en particulier du côté des poumons. » (Communication écrite du 28 décembre 1888).

OBSERVATION XXX (RÉSUMÉE)

Double salpingite tuberculeuse. — Salpingotomie. HÉGAR
(p. 46).

J. de V..., 31 ans. Hérédité tuberculeuse. Scrofule dans l'enfance. Règles à 26 ans, régulières, peu abondantes, sans douleur. A 17 ans, accidents nerveux multiples (boule hystérique, accès épileptiformes, etc.) qui auraient disparu pendant 2 ans après le mariage, pour reparaître ensuite. Leucorrhée depuis le mariage. A 30 ans, grossesse et fausse couche de 3 mois. Depuis, douleurs sourdes à la partie inférieure de l'abdomen, surtout à droite; douleurs dans les reins et autres phénomènes nerveux. Ventre un peu ballonné et tendu. Col porté en avant, aplati, conique. Orifice utérin à fente transversale avec sécrétion muco-purulente abondante. Corps utérin en rétroversion, peu mobile. Ligament large gauche, épaissi, raccourci, pas trop tendu; à son extrémité on sent une grosseur du volume d'un œuf de pigeon, divisée en 3 portions par des sillons peu profonds. Ligament large, droit, épaissi, tendu. Tumeur de la grosseur d'un œuf de poule, élastique, irrégulière, divisée en plusieurs bosselures, est fixée latéralement à la paroi du bassin et au ligament.

16 février 1881. Castration et salpingotomie. Trompe gauche modérément dilatée, contient une masse caséeuse. A droite, la moitié externe de la trompe adhère à l'ovaire kystique et contient aussi une matière caséeuse. Pendant l'opération, rupture du sac et écoulement dans la cavité abdominale.

Mort au 6ᵉ jour de péritonite septique. A l'autopsie limitée à l'abdomen on trouva une inflammation septique. Pas de tuberculose péritonéale.

OBSERVATION XXXI (RÉSUMÉE)

Tuberculose primitive des trompes. — Salpingotomie. HÉGAR
(p. 47).

Basl..., 23 ans, nullipare. Hérédité tuberculeuse. Réglée à 16 ans, 3 à 4 jours chaque fois, avec douleurs spasmodiques au ventre et aux reins. A 22 ans, à la suite d'une peur, accès de dyspnée, de crampes dans les membres. A dater de cette époque, règles faibles, d'un jour de durée.

5 mai 1885. Lèvre postérieure du col tuméfiée, bleu rouge. Sécrétion abondante, muco-purulente. L'orifice externe est tourné en avant. Le col est dans l'axe du vagin. L'isthme est tiré en arrière et en haut. Corps de l'utérus est en antéflexion à angle aigu. Au toucher vaginal on sent à l'angle droit du fond de l'utérus deux cordons dont le supérieur, plus prononcé, prend son origine à l'utérus par une tuméfaction nodulaire. A gauche on sent aussi deux cordons dont le supérieur conduit à une tuméfaction placée à son extrémité externe. Par le toucher rectal, on sent le ligament sacro-utérin gauche modérément tendu, non raccourci; le ligament latéral est plus tendu. Un cordon tendu en forme de chapelet, s'étend latéralement le long de la paroi du bassin et se termine au voisinage des ovaires. Le ligament utéro-sacré droit est aussi tendu et épaissi.

11 mai 1885. Salpingotomie. Des deux côtés l'ovaire et la trompe sont enlevés. Adhérences nombreuses. A l'excision du pédicule gauche, une petite quantité de pus s'écoule dans la cavité abdominale.

(Anatomie pathologique, v. HÉGAR.)

On a trouvé des bacilles de la tuberculose.

Convalescence régulière. Palpitations. Quelques douleurs abdominales à la fin des règles et surtout pendant la miction et la défécation. Rien aux poumons (Prof. Bäumler). Excellent état général en juillet 1886. Règles irrégulières, rares, mais abondantes.

Dernières nouvelles le 15 juin 1887. Très bonne santé en 1885-1886, jusqu'en mai 1887.

« Depuis, toux, dyspnée : règles irrégulières. Douleur à gauche à la partie inférieure de l'abdomen. » (HÉGAR. Communication écrite, 28 décembre 1888.)

OBSERVATION XXXII (RÉSUMÉE)

Double salpingite tuberculeuse. — Salpingotomie. HÉGAR
(p. 48.)

M. de D..., 24 ans, unipare. Un frère mort de phtisie. Aucune maladie dans l'enfance jusqu'à la menstruation. Ménorrhagies abondantes toutes les 3 ou 4 semaines à l'âge de 22 ans. Depuis le commencement de sa maladie (il y a 2 ans) la malade a perdu 15 kilog. de son poids.

20 juin 1885. Col cylindrique, très épaissi, rouge foncé. Orifice externe entouré d'érosions étendues ; sécrétion purulente abondante. Corps utérin en antéversion, modérément épaissi, mobile. Ligament sacro-utérin *gauche* souple. Juste en arrière de lui, une tumeur composée de 4 à 5 nodules de la grosseur d'une petite noisette à une noix, s'étendant jusqu'à la paroi latérale du bassin, unie latéralement assez solidement au ligament sacro-utérin et adhérent au ligament large. Au bord latéral de l'utérus on sent deux cordons qui se portent vers la tumeur, le supérieur plus gros (à peu près de la grosseur d'une plume d'oie). Là où il prend son origine au bord de l'utérus, on sent une tuméfaction dure de la grosseur d'un pois. Ligament sacro-utérin *droit* un peu épaissi, raccourci. En arrière de lui

se trouve une tuméfaction molle, de la grosseur d'une noix de laquelle partent pour se rendre à l'utérus deux cordons. Amaigrissement considérable.

28 juin 1885. Salpingotomie. A gauche et à droite, difficulté pour attirer en avant les tumeurs à cause des adhérences nombreuses. Les deux pédicules sont traités au thermo-cautère, pulvérisés à l'iodoforme et rentrés dans le ventre.

Anatomie pathologique par le Prof. Schottelius : Infiltration abondante de granulations tuberculeuses dans la sous-muqueuse.

« Bonne convalescence. Pleurésie double en décembre 1885. Elle guérit bien de sa pleurésie, mais meurt de phtisie pulmonaire en 1887. » (Communication écrite, 28 décembre 1888.)

OBSERVATION XXXIII (RÉSUMÉE)

Double salpingite tuberculeuse. — Salpingotomie. HÉGAR
(p. 50).

Christine B..., 20 ans, deux accouchements. Pas d'antécédents tuberculeux héréditaires. Au mois de mars 1885, métrorrhagies durant 4 semaines. Douleurs au ventre, surtout à droite. Tuméfaction du côté droit.

ÉTAT ACTUEL (30 juin 1885). — Muqueuse vaginale très pâle. Col n'est pas augmenté de volume, abaissé et dévié à droite. Corps utérin épaissi et élargi. Ligament utéro-sacré gauche difficile à isoler. Par en haut, il se continue avec une tumeur tendue en forme de chapelet dont la partie rétrécie prend son origine à l'angle du fond de l'utérus. Ligament utéro-sacré droit épaissi, raccourci, tendu. Ligament latéral épaissi, dur. A la partie supérieure du bord droit de l'utérus et de là passant sur la face supérieure du fond se trouve une membrane courte et rigide à laquelle est suspendue une tumeur de forme irrégulière, de la grosseur du pouce, située à droite et en avant de l'utérus et surmontant le fond.

31 juillet 1885. *Salpingotomie*. La trompe gauche forme un
arc à concavité inférieure. La trompe droite adhère sur une
large surface à la face latérale de l'utérus et à la vessie. Fixation extra-péritonéale du pédicule à droite. Thermo-cautère.
Drainage par la cavité de Douglas.

(Bacilles nombreux découverts par le Prof. Schotselius.)

Juin 1886. Excellent état général. Tous les 4 mois hémorrhagie par la cicatrice abdominale et le vagin.

« Dernières nouvelles, le 21 décembre 1888. Très bonne santé ;
a pris de l'embonpoint. Excellente mine. Règles utérines régulières. » (HÉGAR. Communication écrite, 28 décembre 1888).

OBSERVATION XXXIV (RÉSUMÉE)

Péritonite tuberculeuse. — Laparotomie. — Castration. HÉGAR
(p. 56).

K..., 33 ans. Hérédité tuberculeuse. Dysménorrhée.

Accidents nerveux, migraines, nausées, vomissements, réten-
tion d'urine passagère, douleur, etc. Péritonite avec épanchement et développement de tubercules miliaires. Adhérences
dans le bassin.

22 janvier 1880. — Incision abdominale. Écoulement d'un
litre de liquide rougeâtre et trouble. *Castration.* — Ovarite
double. Toute la séreuse péritonéale est farcie de granulations,
notamment au niveau des trompes et des ligaments larges. On
ne touche pas aux trompes.

La malade a été revue au commencement de l'année 1881.
Très pâle. Utérus petit, mobile. Ligaments utéro-sacrés et
la partie inférieure du ligament large très tendus et raccourcis à
gauche, insensibles à la pression. Une petite tumeur de la grosseur
d'une amande existe au voisinage du bord gauche de l'utérus.
Hernie de la ligne blanche avec des bords très tendus. Après

application d'un bon bandage, disparition des douleurs du bas-ventre.

« Vit encore. Pas d'autres nouvelles. »

(HÉGAR. Communication écrite, 28, décembre 1888.)

OBSERVATION XXXV (RÉSUMÉE)

Un cas de tuberculose primitive des trompes, par KÖSTSCHAU (de Cologne). (*Archiv. f. Gynæk.*, XXXI, 1887, p. 265.)

Femme de commerçant, 45 ans, sans antécédents héréditaires tuberculeux. *Cinq* accouchements normaux avec suites de couches normales. Crises hystériques depuis longtemps. *Règles* cessées depuis un an. La malade se plaint de *métrorrhagies*, vertiges, palpitations, et douleurs dans la région hépatique.

A l'examen : Endométrite, rétroversion, périmétrite et ovarite chronique droite.

Douleurs disparaissent par l'emploi d'un pessaire et d'injections intra-utérines.

Six mois plus tard, apparition d'une pelvipéritonite aiguë : hypogastre sensible à la pression ; utérus long de 7 centim. est en rétroversion. A droite de l'utérus : tumeur lisse, fluctuante, de la grosseur d'une pomme, très sensible à la pression. Pas d'ascite.

Laparotomie. Le péritoine est louche, hyperhémié. Petite quantité de liquide trouble, séreux dans l'abdomen. La *tumeur* est *bosselée*, longue de 8 centim. et épaisse de 3 centim., adhère à l'intestin par des néo-membranes. En tirant dessus avec une pince de Museux, on voyait sortir du pus d'une poche située sur le plancher du bassin. L'opération fut interrompue.

La malade mourut le lendemain.

Nécropsie : Au sommet du *poumon droit*, noyau caséeux gros comme une prune et entouré de quelques granulations.

Dans le petit bassin : 250 gr. de liquide trouble. *Utérus* en rétroflexion, hypertrophié, à muqueuse gonflée, recouverte à l'angle tubaire droit d'une couche sale et jaunâtre.

Trompe gauche : épaissie, se termine dans une poche en entonnoir à parois épaisses et pleine de matière caséeuse. Dépôt jaunâtre recouvre la muqueuse qui est rouge foncé.

Trompe droite : flexueuse, allongée en forme de serpent, fortement épaissie, se perd dans une tumeur fluctuante du volume d'un œuf de poule, et remplie de pus caséeux. Cette poche est limitée par le plancher du bassin, la trompe, l'intestin grêle et le ligament large.

Ovaires (droit, gros comme noisette) contiennent des masses caséeuses.

Microscope : Les trompes (la droite surtout) dans leur moitié externe ont l'aspect du tissu de granulation. Muqueuse et son chorion épaissis ; couche musculaire infiltrée de petites cellules, de cellules géantes et de tubercules.

En se rapprochant de l'utérus les 2 trompes sont saines.

OBSERVATION XXXVI (RÉSUMÉE)

Pyo-salpingite tuberculeuse par C. M. WILSON. (*Amer. Jour. of. Obst.*, mars 1887. *Soc. Obst. de Philad.*, séance du 6 janvier 1887.)

Femme de 19 ans. Nullipare. Réglée à 15 ans. *Règles* toujours très *douloureuses*, souvent *intolérables*. État général mauvais. De prime abord la malade offre l'aspect d'une tuberculeuse.

La castration est proposée en raison des douleurs excessives de menstruation.

Laparotomie. — Les deux trompes sont du volume d'une « grosse saucisse » et les deux ovaires kystiques.

Adhérences nombreuses enveloppent les trompes et les ovaires, rendent l'opération difficile et la font durer 1 heure 10'.

Lavages au sublimé à 1/8000.

Bacilles nombreux au microscope. Pus verdâtre remplit les trompes.

Convalescence marquée par une arthrite dont les symptômes furent si peu aigus, qu'on ne peut savoir si elle était septique, rhumatismale ou hystérique. Bonne convalescence à part ça.

Aujourd'hui son médecin écrit qu'elle est entièrement tirée d'affaire, et qu'elle vaque à ses occupations. Il lui fait prendre *bière*, *alcool*, et la tuberculose ne fait aucun progrès.

Wilson fait remarquer qu'il ne s'est pas servi de CO_2 pour les instruments, ni de spray, comme font la plupart de ses confrères.

Il s'est servi d'eau ayant bouilli 6 heures, d'éponges et de sublimé.

OBSERVATION XXXVII (RÉSUMÉE)

Ovariotomie pour une double tumeur ovarienne d'origine tuberculeuse, par WESTSTONE. (*Amer. Journ. of Obst.* octobre 1887, p. 1034.)

Lillie H..., 20 ans, nullipare, femme publique. Parfaite santé jusqu'en 1885.

A cette époque apparaît une *tumeur* grosse comme une *orange* dans la fosse iliaque droite.

Juillet 1885. Tumeur a augmenté. Santé générale atteinte. Règles arrêtées.

En décembre 1885. Un médecin la soigne pour pelvi-péritonite et vérole.

Février 1886. Entre à l'hôpital. Anémique. Douleurs dans le bas-ventre. Inappétence. Aménorrhée. Râles aux sommets ; un peu de fièvre. *Abdomen* proéminant à droite du côté de la fosse iliaque jusqu'à l'ombilic. Rien à gauche. Fluctuation non influencée par les changements de position. Au toucher, tumeur dure dans le cul-de-sac droit.

Le 11. État général très mauvais. Vomissements. Augmentation rapide de tout l'abdomen.

Le 14. P. 160. Respiration anxieuse. Signes de septicémie. Diagnostic impossible.

Le 15. Anesthésie par l'*éther*.

On sent deux tumeurs dans les fosses iliaques. On pense à des abcès, mais pas de fluctuation par le toucher vaginal.

Incision exploratrice. — Péritoine congestionné. Impossible de différencier les organes les uns des autres, si bien qu'on fait une incision à la vessie suturée immédiatement au catgut.

Adhérences partout.

Fosse iliaque gauche : tumeur énorme adhérente de tous côtés. Prolongement de l'incision. Ponction de la tumeur. Pus.

Fosse iliaque droite : Tumeur analogue ; mêmes adhérences très fermes. Rupture et épanchement de pus dans l'abdomen. On ne peut pas l'enlever entièrement. On est obligé de laisser des parties adhérentes à l'utérus. Les pédicules courts sont liés à la soie et fermement serrés.

Lavage avec CO^2 à 2 0/0.

Drain en bas de l'incision. Sutures au fil d'argent. Pansement de Lister.

Opération a duré 2 heures.

Lavages matin et soir par le drain (avec CO^2). Le liquide qui sort est semblable au sérum du sang.

Le 19 (4 jours après opération). Délire. Fièvre. P. 160. R. 40. Incontinence d'urine. Pus par le drain.

Le 20. Pus. Trois lavages.

Le 22. Phénomènes de péritonite au complet. Diarrhée. Morphine. Cathétérisme.

Mieux dans les premiers jours de mars.

12 mars. Tympanisme revient.

Le 21. Dyspnée. Mort le 22. (5 semaines après l'opération).

Autopsie. — Tubercules miliaires dans tout le péritoine avec dégénérescence caséeuse en certains points. Adhérences de tous les organes.

Poumon D. — Quelques granulations et des adhérences.

Poumon G. — Pas d'adhérences, mais granulations.

OBSERVATION XXXVIII (RÉSUMÉE)

Péritonite et salpingite tuberculeuses. — Salpingotomie.
J. HOMANS. (*Th. Lancet*, 11 février 1888.)

Fille de 17 ans, institutrice. Bonne apparence de santé, mais un peu pâle cependant. Abdomen énorme, mais *règles normales.* Malade pas émaciée.

Avril 1887. La malade se présente à Homans et raconte qu'elle a vu son ventre se développer depuis *un an*, mais très lentement et d'une façon continue. On pense à un kyste ovarique.

Avril 1887. *Laparotomie.* Écoulement du liquide laisse voir toute la cavité abdominale criblée de petites granulations (utérus, intestins, péritoine pariétal, les 2 ovaires, les 2 trompes en sont couverts).

Ablation d'une trompe et de son ovaire. Toilette soigneuse à l'éponge. Tube à drainage en verre et sutures.

Immédiatement après que le tube est placé écoulement de liquide.

Pièces examinées par le Prof. Fitz qui affirme la tuberculose.

Le drain (tube) laisse écouler 1 once de liquide le 1er jour. On l'enlève le 3e jour.

Malade part au bout de 3 semaines.

21 décembre 1887. Son médecin écrit que le ventre est de volume normal. Pas de fièvre, pas de douleur. Rien dans l'abdomen. Bon appétit; malade pas très forte, mais plus qu'avant l'opération. Travaille et donne ses leçons de musique.

OBSERVATION XXXIX (RÉSUMÉE)

Un cas de salpingite de nature tuberculeuse, par MUNSTER et ORTHMANN. (*Deut. med. Zeit*, 1886.)

Femme de 24 ans, mariée depuis 3 ans, sans enfant. Jeune fille, elle était chlorotique et irrégulièrement réglée.

En juin 1885, elle remarqua une tuméfaction du ventre. Il se développa de *chaque côté* de l'abdomen une *tumeur douloureuse* sous l'influence des mouvements.

Laparotomie par Münster avec diagnostic : Dégénérescence kystique des deux ovaires.

L'opération se passa bien, il fallut seulement rompre de nombreuses adhérences.

La convalescence fut troublée par un exsudat du côté droit qui provenait de ce que l'opérateur avait sectionné avec la tumeur l'appendice vermiforme qui adhérait à cette dernière.

Exeat, guérie 5 semaines après l'opération.

Utérus indemne, pas de sécrétion anormale, pas d'augmentation de volume de l'organe.

Menstruation n'était pas douloureuse; malade sans antécédents tuberculeux. En somme absence de tout symptôme indiquant une maladie chronique grave.

Examen des pièces par ORTHMANN. — Deux tumeurs : l'une *oblongue*, grosse comme le poing; l'autre *ronde*, grosse comme une pomme.

Éruption tuberculeuse sur leur face péritonéale.

Salpingite suppurée, bilatérale, en continuité avec la trompe à droite, avec l'extrémité abdominale à gauche. Pus épais et inodore.

Tubercules avec nécrobiose centrale dans la paroi des trompes, la cavité purulente et le revêtement péritonéal. Bacilles tuberculeux. Ceux-ci n'existaient pas dans les tubercules caséifiés de la séreuse.

« La portion utérine des trompes n'ayant pas été enlevée, il est possible que le foyer des tubercules ne soit pas éteint et que la maladie reprenne son cours. »

Observation XL (résumée)

Pyo-salpingite tub. — Extirpation. — Récidive de l'abcès tub. — Mort tardive, par M. Jeannel (de Toulouse). (*Congrès de l'ass. pour l'avancement des sc.*, 1887.)

O... (Joséphine), célibataire, 21 ans, domestique. Pas d'antécédents morbides intéressants (ni héréditaires, ni personnels). Pas possible de savoir s'il y a eu blennorrhagie antérieure. Réglée à 17 ans sans accident. Accouchement à 19 ans, normal sauf un abcès du sein.

En juin 1886, douleurs péritonitiques dans le flanc gauche. Au bout de 3 mois ces douleurs ont disparu, mais une tumeur reste dans le côté gauche et augmente peu à peu et sans incident jusqu'à ce que M. Jeannel voit la malade.

Pendant tout ce temps *aucun trouble menstruel*, ni digestif, ni urinaire. Pas de leucorrhée. Pas d'amaigrissement, mais nervosisme.

Examen de M. Jeannel (mars 1887) : Forte fille, nerveuse, mais d'un bon embonpoint. *Tumeur* abdominale du volume et de la forme d'un utérus gravide de 7 mois. Remonte à 4 travers de doigt au-dessus de l'ombilic ; est fluctuante, régulière, médiane, ovoïde à petite extrémité plongeant dans le petit bassin ; peu mobile, mate et environnée d'une zone sonore en haut et de chaque côté. Ombilic normal. Pas de veines sous-cutanées.

Au toucher vaginal : Tumeur hémisphérique remplissant le fond du vagin, surtout à gauche, sans être bien enclavée dans le petit bassin. Utérus *indépendant* sous cette tumeur. Col en arrière et à droite, dur, conique. Hystéromètre entre facilement et mesure 6 cent. de cavité.

Toucher rectal n'apprend rien : Tumeur qui remplit cul-de-sac de Douglas.

Diagnostic : Kyste uniloculaire de l'ovaire.

28 mars. Chloroforme facile. Ouverture du ventre par incision médiane. Adhérences reliant la tumeur à la paroi abdominale et à tous les viscères pelviens. Ponction du kyste donne 2 litres d'un liquide blanc laiteux analogue à du pus, mais sans odeur. Adhérences détachées après un long et difficile travail de la paroi abdominale, de l'épiploon, de l'intestin, de l'utérus, du rectum, des ligaments larges, du bassin. *Nombreux pédicules* sont formés par M. Jeannel le long des ligaments larges droit et gauche, et du fond de l'utérus.

La tumeur se trouvait constituée par la trompe énormément dilatée et remplie de pus, et par l'ovaire que le pavillon de la trompe avait englobé au milieu d'adhérences. Sur tout le revêtement péritonéal de la masse enlevée, était répandu un fin *semis tuberculeux*. Les parois de la trompe avaient, ainsi que l'examen histologique permit plus tard de l'établir, la même constitution intime que les parois d'un abcès froid (follicules tub. et bacilles). *Ovaire et trompe droits intacts* sont respectés.

On referme le ventre après avoir fait la toilette péritonéale avec 5 litres d'eau filtrée bouillie et tiède. Suture au crin de Florence. Pansement iodoformé et ouaté compressif. Durée 2 heures 27 minutes.

Trois piqûres d'éther pendant l'opération, 2 après. Bon état pendant quelques jours, sauf température toujours à 38 et au-dessus. 8 avril : petit abcès supérieur de la plaie.

Le 12. Gros abcès profond qui s'ouvre spontanément.

Le 22. Abcès très profond qu'on aurait voulu traiter soit par le curage, soit par des applications d'iodoforme. L'indocilité de la malade rendit tout traitement impossible. Les lavages phéniqués eux-mêmes étaient à peine possibles. Amélioration en mai.

Puis la tuberculose pulmonaire à peine marquée d'abord, évolua lentement, mais progressivement. Mort le 1er août.

Autopsie. — Pas de péritonite en haut. Pelvi-péritonite et abcès en bas avec granulations tuberculeuses autour.

OBSERVATION XLI (RÉSUMÉE)

Double salpingite tuberculeuse. — Opération. — Survie de 3 mois. SPŒTH. (*Dis. inaug. Strasbourg,* 1885.)

Marie K..., 26 ans. Hérédité tuberculeuse. Réglée à 13 ans. A 20 ans une grossesse : enfant mort à 1 an 1/2 de convulsions. Épistaxis intenses fréquemment. A 23 ans, pérityphlite. Depuis, constipation.

Depuis 2 mois, ventre augmente de volume; douleurs diffuses. Depuis 15 jours la tuméfaction augmente plus rapidement, douleurs intenses surtout dans les reins. Depuis 8 jours, frissons et fièvre. Règles normales et régulières.

État actuel (29 avril 1881). — Léger amaigrissement. T. normale le matin, 38° le soir. P. 80. Le fond de l'utérus est dévié à droite et en arrière, fixé dans cette position par des adhérences de périmétrite ancienne. A droite : périmétrite chronique et périentérite. Ballonnement dû aux gaz de l'intestin.

9 mai 1881. Aggravation subite, fièvre (39°,2), douleurs intenses dans le ventre, etc. Matité à la base du thorax à droite. Utérus mou, tuméfié; à sa droite une tumeur molle et élastique, ovalaire, aplatie, très sensible ; à sa gauche une résistance comme à droite. Épanchement dans tout le bassin.

Du 11 au 17, mauvais état général, règles abondantes, douleurs intenses.

Le 17. Paracentèse (à droite). Le Prof. Recklinghausen à l'examen microscopique du liquide diagnostique une *tumeur maligne* probable.

Le 20. Opération par le Prof. Freund. Laparotomie. Écoulelement de liquide d'abord clair, puis louche. Granulations tuberculeuses sur le péritoine et les intestins. Fausses membranes agglutinant tous les viscères, sont très friables. On découvre enfin les deux trompes transformées en tumeurs de forme de saucisson. Excision de masses épiploïques au thermocautère. Ablation des trompes très pénible, hémorrhagie à gauche. Toilette du péritoine, hémostase, drain en verre dans la cavité de Douglas. *Bacilles* dans les trompes extirpées. Suites opératoires d'abord bonnes, sauf température élevée le matin (38°,5).

Le 6 juin. Pleurésie droite. Plaie réunie en haut, fistule en bas. Température élevée. Escarres. Thoracentèse le 9 juin (250 c. c. de liquide). Seconde thoracentèse (le 21 juin). Dès lors marche irrégulière de la maladie : abcès du bassin, perforations intestinales multiples. Mort. Tubercules des poumons, plèvres, péricarde, péritoine, etc.

INDEX BIBLIOGRAPHIQUE

I. — TRAVAUX D'ENSEMBLE

Raynaud. — *De l'affection tuberculeuse de l'utérus.* Arch. de méd., 1831, vol. XXVI, 1re série, p. 486.

Senn. — *État tuberculeux des organes génitaux de la femme avant la puberté.* Arch. de méd., 1831, vol. XXVII, 1e série, p. 282.

Lebert. — *Traité pratique des maladies scrofuleuses, et tuberculeuses,* 1839, p. 631.

Kiwisch (Ritter von Rottereau). — *Klinische Vortræge.* Prague, 1849, vol. I, p. 240.

Paulsen. — *Sur la tuberculose de l'utérus.* Schmidt's Jahrbucher, 1853, t. LXXX.

Holmes Coote. — *Esq. upon tuberculosis of the uterus.* **Medical Gazette**, 1850, vol. X.

Wilh-Geil. — *Ueber die tub. der weibliche Genitalien,* 1851. Inaug. Dis. Erlangen.

Virchow. — *Archiv.,* tom. V, p. 404.

Hutchinson. — *Large deposit of softening tubercle in the interior of the uterus.* Soc. of London, 1857, p. 269, tom. VIII.

Namias. — *Sulla tuberculosi del utero e degli organi ad esso attenenti.* **In memorie dell institut ostesso Venezia**, 1858, vol. VII.

Aran. — *Leçon clinique sur les maladies de l'utérus et de ses annexes,* 1858-60), p. 103, 167 et 199.

Nonat. — *Traité pratique des maladies de l'utérus,* 1860, p. 373.

Bianco (Giuseppe.) — *Le alterazioni d'ovara.* Fossano, 1860.

Crocq. — *Bull. Ac. de méd. de Belgique,* 1860, t. III, 2e série, n° 2.

Tillot. — *De la lésion et de la maladie dans les affections chroniques du système utérin,* 1860.

Puech. — *Gaz. des hôp.,* 1860).

Gusserow. — *Inaug. Dis. Berlin,* 1859.

Pillaud. — *Des tubercules de l'ovaire et de la trompe.* Th., 1860.

Bernutz et Goupil. — *Clinique médicale des maladies des femmes,* 1860-1862.

Klob. — *Anat. der weiblich. Sexual.,* Wien, 1864, p. 432.

Brouardel. — *De la tub. des organes génitaux de la femme.* Th. inaug. 1865.

Giraud. — *Un chapitre de la phtisie. Tub. des organes génitaux de la femme.* Th., 4 août 1868, n° 222.

Courty. — *Traité pratique des maladies de l'utérus et de ses annexes,* 1872.

Gallard. — *Leçons cliniques sur les maladies des femmes,* 1873.

Churchill. — *Traité prat. des mal. des femmes.* Trad. par WIELAND et DUBRISAY, 1874, p. 492, 634, 709.

Seuvre. — *De l'inflammation des trompes.* Th., 1874.

Olshausen. — *Die Krankheiten der ovarien.* Stuttgard, 1877.

Talamon. — *Pelvi-péritonite tub. chez l'enfant.* Arch. de gynéc. 1878, t. I, p. 416.

De Sinéty. — *Manuel de gynécologie,* 1879.

Vermeil. — *Lésions des org. génitaux chez les tuberculeuses.* Th., 1880.

Lukaziewics. — *Zur Kenntniss der tub. der weibl. Genitalap.* Dorpat, 1881.

A. Martin. — *Pat. et trait. des maladies des femmes.* 1881.

Ch. Nélaton. — *Des tub. chirurgicales.* Th. agrég., 1883.

Leplichey. — *De la métrite chez les tuberculeuses.* Th., 1883.

Naudin. — *Des ulcérations du col.* Th., 1884.

Landouzy et Martin. — *Faits cliniques et expérimentaux pour servir à l'histoire de l'hérédité de la tuberculose.* Rev. de méd., 1883.

Mosler Leo. — *Die tub. der weiblichen Genitalien.* Dis. inaug., Berlin, 1883.

Verneuil. — *Hypothèse sur l'origine de certaines tuberculoses génitales. Lettre à M. le Prof. Fournier.* Gaz. hebd. de méd. et de chir., 6 avril 1883.

Verchère. — *Les portes d'entrée de la tub.* Th., 1883.

F. Aguet. — *De la recherche de la tub. dans les produits autres que ceux de l'expectoration.* Th. 1884, n° 357.

Fernet. — *De l'infection tub. par la voie génitale.* Bul. Soc. méd. des hôp., 1884, et Gaz. heb., 1885.

Richard. — *Commun. à Soc. méd. des hôp.*, 27 février 1885.

Derville. — *De l'infection tub. par la voie génitale chez la femme.* Th., 1887.

II. — VAGIN ET COL

Reynaud. — *Un cas avec autopsie.*

Wilh-Geil. (Th. Erlanger, 1851.) — *Trois cas de tub. du vagin.*

Namias (1861). — *Loco citato.*

Klob (1864). PARROT (1873, Soc. anat.).

Weigert. — *Arch. de Virchow,* t. LXVII, p. 264, 1876.

Cornil et Rigal. — *Bul. Soc. méd. des hôp.*, 1879.

Ch. Labbé. — In *Th. Vermeil,* 1880, p. 138.

Vermeil. — Th., 1880, p. 131.

Schuchardt et Krause. — *Fortschritte der medicin.*, 1883, n° 9.

D'Heilly et Chantemesse. — *Progr. méd.*, janvier 1883.

Société anatomique : MAYOR (1881), BABÈS (1883), HOMOLLE (1877), CATUFFE (1876), REVILLIOD (1884), MÉNÉTRIER (1886).

W. J. Jones. — *Tub. de l'utérus et du vagin.* Amer. Journ. of. Obst., mars 1886.

Bouffe. — In *Th. de Derville,* obs. IV, p. 59.

Chiari. — *Deutsch Mediz. Zeit.*, 1887, n° 6.

— *Wien. Med. Voch.*, 1887, n° 50.

— *Zertschrift f. Heilkunde,* 1887, VIII, p. 457.

— *Viertel j. f. Dermat.*, 1886, n° 3.

Péan. — *Ulcération tuberculeuse du col. Hystérectomie* (in SECHEY-RON, Traité de l'hystérectomie, 1889, p. 651).

H. M. Biggo. — *The Med. Rec.*, juillet 1883.

Campana. — *Tub. de la peau et de la muqueuse des organes géni- taux externes* (Cong. de Pavie, 1887).

Zweigbaum. — *De l'ulcération tub. de la vulve, du vagin et du col.* Gazeta lekarska, 1887, n° 8.

Deschamps. -- *Archiv. de tocologie,* 1885.

Petit. — *Tub. du vagin.* Art. Vagin. In Dict. encyclop. des sc. méd.

C. Vinay. — Art. Vagin et Vulve, dans Dict. Jaccoud, t. XXXVIII, p. 123.

Cornil. — *Contagion de la tuberculose par les muqueuses* (Congrès de la tuberculose, 1888, 1re séance).

III. — UTÉRUS

Cornil. — *Tuberculose utérine.* In Etudes expér. et cliniques sur la tub., 1888, p. 60.

Brissaud. — *Les tuberculoses locales.* Arch. de méd., 1880, p. 129

Fergusson. — *Tub. miliaire généralisée de la muqueuse utérine.* New York Med., Journ. 1884, p. 478.

Sabine. — *Tub. miliaire aiguë de l'utérus.* Boston med. and surg. Journ., 1879.

Osiander. — *Dystocie attribuée à la présence de tub. dans les parois utérines.* Arch. de méd., t. XI, p. 841.

Malthe. — *Norsk Magaz. for Lagerid.* R. S, B. VII, p. 145.

S. A. Griffith. — *Amer. Journ of Obst.,* juin 1886.

D. Mollière. — *Soc. des sc. méd. de Lyon,* 18 juillet 1888.

Weill. — Ibidem.

Schuchardt. et Krause. — *Fortsch. der medicin.* 1883, n° 9.

Kaufmann. — *Achiv. f. Gynäk.,* Baud XXIX, Heft 3.

Lindsay Steven. — *Glasg. med. Journ.,* janvier 1883, p. 1.

Société anatomique : LÉPINE (1866), MONOD (1867), PELVET (1865) GRANCHER (1871), CH. MONOD (1872), HOMOLLE (1877), LETULLE (1878) REVILLIOD (1884), LIOUVILLE (1873).

Doyen. — In *Tub. utérine* (1888) de Cornil, p. 79 et 80.

Gombault. — Ibidem, p. 82.

De Sinety. — Art. *Utérus,* in Dict. encyc. des sc. méd.

IV. — ANNEXES

Cornil. — *Leçons sur les salpingites,* Journ. des conn. méd., 188

Dalché de Desplanels. — *De l'ovarite* (Th. 1885).,

Sécheyron. — *Progr. méd.,* 26 mars 1887.

Fernet. — *Bul. Soc. méd. des hôpitaux,* 1884 et Gaz hebd., 188

Lindsay Steven. — *Glasg. med. Journ.,* 1882, p. 411.

Spœth. — *Dis. inaug.* Strasbourg, 1885. *Ueber der Tuberculose der weiblichen Genitalien.*

Wiedow (de Fribourg). — *Die operative Behandlung der genital-tuberculose* Centr. f. Gynæk., 5 septembre. 1885 n° 36.

Hegar. — *Tuberc. génitale chez la femme.* Stuttgart, 1886.
Société anatomique : Monod (1867), Jamin (1882), Cayla (1831), Franier (1866).

Von Mandach. — *Correspondenzblatt für Schweizer Aerzte,* 1884, n° 3.

J. Schramm. — *Arch. f. Gynæk.,* 1882., Band XIX, Heft 3.

Gehle. — *Ueber die primære Tub. der weiblichen Genitalien* Heidelberg, 1881.

Lebert. — *Archic. f. Gynæk.* Tome IV, fasc. 3, 1872.

Nagel. — *Arch. f. Gynæk.* Band XXX, cahier 3.

Münster et Orthmann. — *Arch. f. Gynæk.* XXIX, I.

Weigert. — *Archiv. f. anat. path.* t. LXVII, p. 264.

Cart Jani. — *Arch. de Virchow.* Band CIII, Heft 3, p. 522.

Wheststone. — *Amer. Journ. of Obst.,* octobre 1886, p. 1034.

C. M. Wilson. — Ibidem (mars 1837.)

Jeannel, — *Assoc. pour l'avancement des sciences,* congrès de Toulouse, 1887.

A. Martin. — Berlin. Klin. Woch., 18 oct. 1886. *Des affections des trompes.*

Meinert. — *Sur l'extirpation des trompes.* Berlin. Klin. Woch. 18 oct. 1886.

Chandelux. — *Soc. des sc. méd. de Lyon,* juillet 1888.

J. Homans. — *The Lancet,* octobre 1888.

A. Routier. — *Mémoire à la Soc. de chir.,* novembre 1888.

Kötschau. — *Archiv. f. Gynæk.* XXI, 1887, p. 265.

A Martin. — *Centr. f. Gynæk.* 1888, n° 46, p. 754.

TABLE DES MATIÈRES

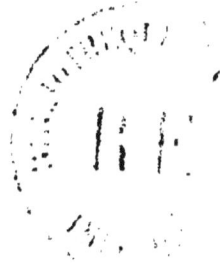

IMPRIMERIE LEMALE ET Cⁱᵉ, HAVRE